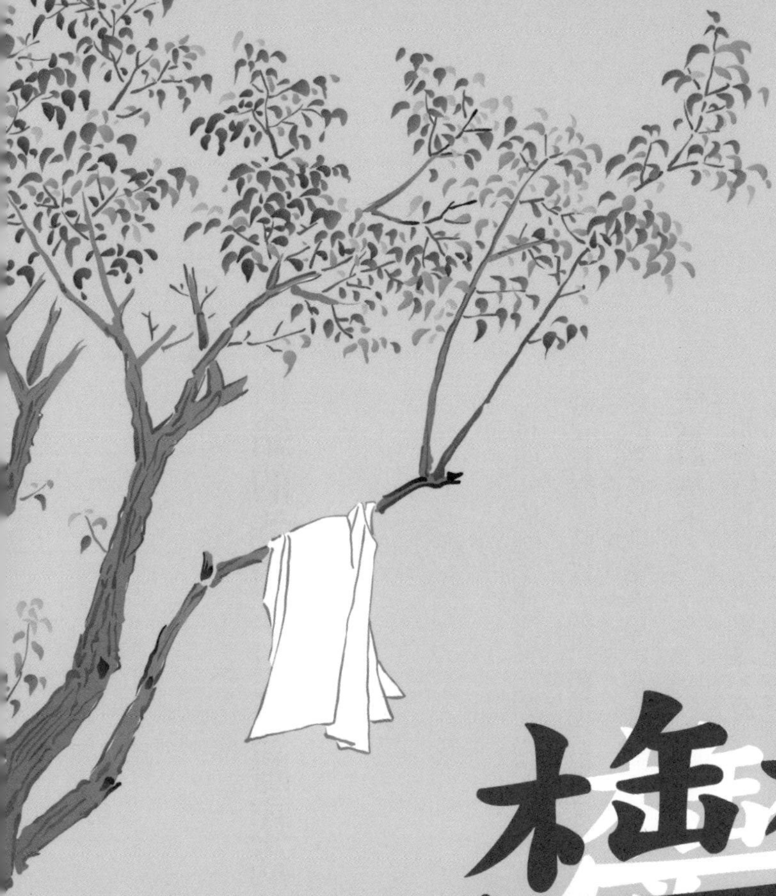

# 解身體的鬱

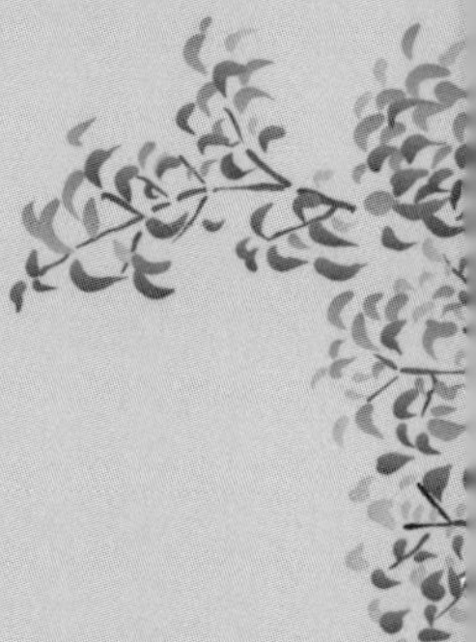

推薦序

# 掌控情緒的能力，是遠離疾病的入場券

很開心收到了沐光文化的邀請，替郝萬山老師寫這本新書《解身體的鬱》的推薦序。郝萬山老師在我學生時代，就已經是個很優秀也很出名的中醫師了，以前還是中醫的菜鳥時，我們都是讀他的書在研究傷寒論。當初我們也有很多台灣的中醫學生特別跑去大陸跟郝萬山老師的門診，親睹他的風采。

如今隨著時代的變遷，過去看待疾病的角度，漸漸的從病原體的色彩，轉變為了解人的情緒與疾病的關係了。在過去中醫就認為七情，是疾病的重要因素，但隨著穿戴式技術的發展，我們漸漸的可以了解當情緒變化時，身體內的循環變化，比如我們常用甲壁微循環、腦波、心率變異、脈診儀等來觀察情緒對身體的影響。

書中有個案例我很感興趣，描述到，因為患者做了胃造口手術，讓醫生可以很直接的觀察患者情緒與胃壁血管的變化，發現腸胃道真的可以說是人類的第二個情緒調控系統。

身為氣功研究愛好者的我，對於書中後段章節當中對治心猿意馬的方法也很喜歡，本書中建議的常見方法分成這三種有意守丹田法、意守外物法和默念字句法。我自己最有心得的是默念字句法。患者常問我說，自己的思緒很亂怎麼辦的時候，我說，我的口訣只有一句，就是一心不亂。

你在念一心不亂這句話的時候，你會感受到專注的力量，此時就可以分別出哪些是雜亂不受控的思維。當你體會到誰是主體時，你就能體會收攝心神的概念，你就能入於定的狀態。

原本滿滿世界的繽紛，隨處可見的因果關係，在你眼中，變成了可有可無的變化，原本自己的思緒跟著外面的世界到處跑來跑去動來動去，轉變成你感覺你的思緒穩定而不再瞎忙。於是漸次清淨，漸次皆歸。

人生當中我們會遇到各種的挫折與煩惱，因此會產生種種不舒服的情緒。俗話說，有七情六慾的叫人，沒有七情六慾的人叫物。所以能掌控七情六慾的，稱為人物。生活中，誰能透徹自己的人生觀與信念轉變的契機，誰越能快速從情緒中脫離，誰就能越遠離疾病。

郝萬山醫師說，性格、習慣和脾氣，我把它們歸結為意識情緒和掌控情緒的能力。也就是說，意識情緒決定人的命運，掌控情緒的能力決定人的健康、決定這個人能否成功和一生是否幸福。

希望透過這本書的許多臨床案例，與治療經驗，可以讓許多面臨當中類似狀況的朋友書友們，可以得到一些啟發與共鳴，願我們都能在這人心常不安的時代當中，學會掌控情緒的能力，因此拿到自己遠離疾病的入場券。

《養氣》、《養心》暢銷書作者．中西醫師　高堯楷

前言

# 悲哀愁憂令五臟六腑皆搖

郝萬山

心要靜，身要動，營養均衡不過剩，這是歷代各個門派的修道之士，所共同提倡的養生三大法寶。靜能生慧，用智慧去處理一切，則諸般難題就會迎刃而解；而且心靜則身安，身安則體健，心安體健則百病少生。動能生陽，陽氣旺盛而通達，則氣血流暢，肌肉豐滿，筋骨強健。營養均衡不過剩，就能夠不得或少得代謝疾病。

一般來說，談運動和飲食養生，言之有物，具有實際的可行性，容易被大家理解和接受。講養心、靜心、修心、調控意識情緒，聽起來虛無縹緲，做起來無形無影，就難以讓眾人信服與施行。其實，靜心才是健康長壽的首要法寶，養心才是養生諸法中的第一要務。

影響我們壽命的最主要因素是疾病。古代中醫把致病的原因歸納為三個方面：一是感受了外來的風寒暑濕燥火，以及具有傳染性的疫癘邪氣而發病，此為外因；二是由於內生的喜怒憂思悲恐驚等情緒過激，或負向情緒持續過久而發病，則是內因；三是由於飲食不當、性生活失調、跌仆刀槍蟲獸所傷而發病，這叫不內外因。

隨著人類文明的進步、物質生活的富足、預防醫學的發展，外因和不內外因都得到了有效的防範，唯獨情緒過激和負向情緒持久，所導致發病的內因卻愈演愈烈，成為威脅吾輩身心健康的最主要因素。

世界衛生組織曾說，從現在到二十一世紀中葉，沒有哪一種災難會像心理危機那樣，帶給年輕世代如此的痛苦。而臨床統計資料顯示，由於心理情緒因素所造成的身心症，高達就診病人總數的八十～九十％。另一項美國亞特蘭大疾病控制中心的調查則表明，九十％的健康問題，都與精神壓力有關。

作為一名醫者，我與各式各樣的病人打交道已經半個世紀，對他們在疾病的痛苦中掙扎，感同身受；對因心理情緒因素所致，且纏綿難癒的痼疾，了然於胸。這真可說是病由心起，魔由心生！我多麼希望大家都不要生病！但怎樣才能不生病？我的結論是：不生氣就不生病！這裡所說的「生氣」，代表所有的負向和過激情緒，這裡所說的「病」，主要是指身心症和精神疾病。

本書的主要內容，是我親眼所見，因為心理情緒因素，而導致的疾病產生、家庭失和、事業挫折的眾多實例，希望人們能意識到，防病抗衰老的重點在調控情緒，健康又長壽的關鍵在修心養性。

人有情緒乃本能，能控制情緒是本領；每個人都要認識本能，也要不斷提高本領。如何調節控制情緒、修心養性？本書選取了行之有效的方法分享給讀者們，也希望大家在閱讀後能起而行，共同實踐「除病從心入手」的理想生活。

# 目次

推薦序　掌控情緒的能力，是遠離疾病的入場券　002
前言　悲哀愁憂令五臟六腑皆搖　005

## Chapter 1 情緒是身體裡的困獸

心情的糾結會耗損身體的能量　016
心煩急躁讓頭髮白得快　020
鴿子腦溢血後，為什麼康復比人迅速？　023
沒有情緒反應，人類就不可能繁衍到今天　025
何謂情緒？　028
情緒是座房子，七情五志為根基　032
心理危機是現代超級大災難　035
健康長壽之道無他，調控情緒足矣　037
想除病先理心　040

## Chapter 2
## 五臟化五氣，以生喜怒悲憂恐


消化系統有毛病，情緒是元兇　044
生氣為年輕少女種下病根　046
丈夫背叛偷吃，妻子飲食俱廢　050
百病生於氣，不生氣就不生病　053
胃是情緒的照妖鏡　056


## Chapter 3
## 胃腸是心的鏡子


重讀天淨沙，談談斷腸人　060
驚嚇後為什麼會突發腸穿孔？　062
一夜恐懼竟然導致闌尾炎　064
產後生氣遇困難，胃腸痙攣四十年　066
長期腹痛、腹瀉，原因來自壞情緒　069
十倍薪水，也讓生理和心理付出相同的代價　071
大道至簡，三招解救紊亂的消化系統　075

Chapter 4

## 關愛女性的特殊時期

悲傷暴怒後，月經突然中斷 078
開車受驚嚇，閉經找上門 081
負向情緒是女性特殊時期的無形殺手 083
坐月子生氣，百分之百會「中獎」 087
氣血失和，身體多處疼痛難平息 089
守護生命不可或缺的三焦 091

Chapter 5

## 恐懼與焦慮比病毒更可怕

惡作劇竟然嚇死人 096
對癌症的焦慮，遠遠大於疾病本身的傷害 098
極度恐懼導致精神崩潰 103
人被嚇死，非毫無根據 105

Chapter 6

# 壓力是皮膚病的根源

脂肪瘤神奇地減少了 110
鬱悶焦慮，使皮膚類澱粉沉積症頑固難癒 113
皮膚與神經，本是一家人 117
牛皮癬全面爆發只因房產糾紛 119
痤瘡類常見皮膚病要如何痊癒？ 122
白癜風輕與重，是情緒的晴雨計 126
讓皮膚病好轉和防止復發的好方法 128

Chapter 7

# 莫名其妙的痛才是大麻煩

固執己見說胃痛，想不到連命都沒了 132
功課壓力大，學生頭痛多 136
病都是自己造成的，不做死就不會死 138
治病從調肝開始 141

Chapter 8

## 別讓焦慮毀了你

赴美留學也會引發焦慮症？ 146
掀起精神疾病的蓋頭來 152
身心都健康，才能成為百歲人瑞 154
兒子焦慮爸緊張 156
家長焦慮潔癖，孩子行為怪異 160
治療身體、平復情緒才能停止焦慮 163

Chapter 9

## 遠離驚恐發作

驚慌恐怖的感覺，在一瞬間神奇消失 166
判斷急性焦慮發作的四個依據 171
所有精神疾病都存在的病機 176
心臟病和恐慌症，傻傻分不清楚 180
冠心病？恐慌症？別自己嚇自己 182

## Chapter 10 和憂鬱說再見


診斷憂鬱症的兩大標準 188
病在情緒，根在身體 190
看五行規律，找治病要領 193
身心症病機關鍵，在於膽和三焦 196
和解消百病，選方尋經典 199
陽光下的運動勝過吃藥 201
不諱疾不忌醫，憂鬱症能治癒 203
躁狂發作，健康都去哪兒了？ 205


## Chapter 11 該治療的，也許不是身體，而是情緒


人在疲勞後，容易發脾氣 208
饑餓血糖低，情緒難穩定 212
如何防止和面對情緒失控？ 217

Chapter 12

# 排憂解鬱，向中醫問道


靜心的具體方式 221
自然放鬆入靜法 222
以一念代萬念法 225
吞津養生法 229
分段放鬆法 231
腹式呼吸法 232
體呼吸法 235
身動的原則和方法 236
適度運動 237
穴區拍打 340
調控情緒的食療方 247
調理脾胃食療方 249
養心食療方 255
補腎食療方 261
調肝食療方 266
女性特殊時期食療方 274
郝萬山養生金句 278

Chapter

# 1

# 情緒是
# 身體裡的困獸

你知道悲傷、憤怒、壓力、執著性格都可能讓你生病嗎？
每個人內心都有一些傷口，這些不能言說的失落和打擊，
會以無聲卻猛烈的方式，結結實實的落在身上。

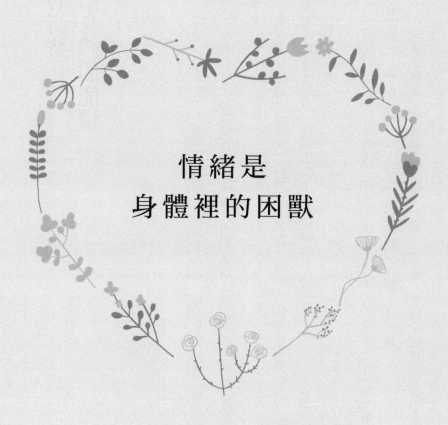

# 心情的糾結
# 會耗損身體的能量

健康，是人生中最重要的目標。有很多人說，我每年都到醫院健康檢查，醫師說我的數值皆正常，沒有紅字，那我就是健康人囉。也有人說，我沒有病，但就是不舒服。健康的標準到底該如何界定？

世界衛生組織（WHO）將健康定義為：沒有疾病和虛弱的症狀，還要有完整的生理、心理狀態和社會適應能力。具體地說，一個健康的人應該是：第一，沒有生理性和遺傳性疾病；第二，有自我控制能力；第三，能正確應對外界的影響；第四，處於內心平衡的滿足狀態。

我們從上述說明可以看到，在健康的四個標準中，只有一個是形體的，其他三個都是心理的。也就是說，一個健康的人，不僅要身體健康，還要心理健康。

心理就是精神，是感覺、知覺、記憶、思維、情緒、情感、性格、能力等的總稱，是客觀事物在人類大腦中的反映。

那麼，心理、情緒、情感到底和健康有什麼關係？不良情緒對健康的影響究竟有多大？你能控制自己的情緒嗎？人的一切行為，都是依靠情緒來驅動的，有情緒反應是人的本能。而情緒需要靠自己控制，所以健康最大的敵人不是別人，而是自己，是自己衍生出各種欲望，各種不正常的情感、雜念，乃人性中的貪嗔癡。健康需要自己管理，也需要自己負責！

現代醫學有一個名詞叫「身心症」，指的是心理因素導致身體健康失調，其比例高達臨床常見疾病的八十～九十％。廣義的身心症，是指軀體器質性疾病和功能性障礙，在發病、發展過程中，心理社會因素占重要的部分。哪些疾病屬身心症呢？

**(1)高血壓、高血脂、動脈硬化、冠心病，緊張性頭痛、偏頭痛、無器質性原因的軀體疼痛。**

這些看起來是與飲食、行為方式有關的疾病，但是美國醫療界透過近五十年的隨訪觀察得出結論：容易罹患這類疾病的人，多屬於A型性格，其共同特點就是脾氣火爆、遇事急躁、不善克制，在事業上有衝勁、喜歡競爭、好出風頭，走路說話風風火火，對人常存戒備之心。

因為總把同行當成對手甚至敵人，時時擔心別人超過自己，所以天天處於緊張、焦慮的狀態。這類人是高血壓、高血脂、動脈硬化、冠心病的好發人群，比一般心胸開闊的人，機率高出二十倍。而且醫生們發現，在高血壓和心腦血管疾病的候診室裡，椅子壞得最快，說明這些病人的性格都是焦躁不安的，連坐都坐不住。

有的學生，一到考試就頭痛，一放假，就好了。有些人總是感覺這疼那疼，但當醫生觸診時，又找不到確切的疼痛部位，這就是無器質性原因的身體疼痛，也屬於身心症。

**(2)消化道潰瘍、潰瘍性結腸炎、神經性嘔吐、厭食、習慣性便祕。**

**(3)支氣管哮喘、蕁麻疹。**

過敏性疾病，往往要查過敏源，但是其加重和減輕，與精神狀態有關。

**(4)神經性皮膚炎、圓禿（鬼剃頭）、牛皮癬（乾癬）、濕疹、白癜風（白斑）、黃褐斑。**

上述不都是皮膚病嗎？可是這些疾病的發生、加重、復發等，都與精神因素有關。有句話說「內科不治喘，外科不治癬」，即說明皮膚病不好處理，因為體疾易治，心病難醫。

**(5)類風濕性關節炎、糖尿病和部分腫瘤。**

許多腫瘤病人，並不是疾病奪去他們的生命，而是得知罹癌後的焦慮、恐懼，不知不覺把自己推向死亡的邊緣，這就是人們常說的：被嚇死的。

**(6)性功能障礙、月經紊亂、某些不孕原因、痛經、難產、假性懷孕、癔症（歇斯底里）。**

男性的性功能障礙，除了器質性病變以外，百分之百與心理因素、精神壓力或精神狀態有關。女性的月經紊亂亦同。

**(7)兒童厭食、遺尿、夜驚。**

孩子食慾不好，家長責罵，越罵越緊張，就越吃不下，於是就形成厭食症。

這些疾病都是心理因素導致身體健康失調，如果我們守住心理這一關，讓身體的自癒功能充分發揮作用，就不容易生病或少生病。

# 心煩急躁
# 讓頭髮白得快

在文學作品中，有很多因為情緒的劇烈波動，與沉重的精神壓力，而導致一夜白髮的故事。

西元前五二二年，楚平王聽信讒言，廢了太子建，並用計謀殺了太子建的師傅伍奢和他的大兒子伍尚。太子建事先得到消息，帶著兒子（公子勝）逃到宋國，而伍奢的小兒子伍子胥，也趕到宋國相會。不巧宋國國內發生內亂，他們沒有安身之處，便又逃到鄭國，想請鄭國幫他們報仇。可是鄭國國君出於自身利益考量，並沒有答應他們的請求。太子建復仇心切，就聯繫了一些大臣，準備政變。不料風聲走漏，鄭國國君先下手為強，殺了太子建。伍子胥帶著公子勝再次倉皇出逃，改道投奔吳國。

從鄭國到吳國，必須經過楚國。楚平王早就向全國發布通緝令，懸賞捉拿伍子胥，要求各地絕對不許私縱。伍子胥帶著公子勝白天休息，晚上趕路，終於來到吳楚兩國交界的昭關。此處位於兩山之間，前面又有一條大江，地勢險要，只有一條路可以通過。關前掛著伍子胥的畫像，並有重兵把守，對往來行人盤查極嚴，想要過關真是難於上青天。伍子胥愁得徹夜難眠，焦慮緊張，心煩急躁，頭髮竟然在一夜間全變白了。

法國文學家雨果的長篇小說《悲慘世界》中，也寫到人在巨大的精神壓力下，出現短時間頭髮盡白的故事。

可見，古今中外人們對情緒會影響身體健康的認識，是多麼的一致。現實生活中，情緒導致迅速白髮和衰老的現象，也確實存在。

某晚報二〇一四年一月十五日報導，有位女士突然接到警察局的電話，與她相依為命的二十六歲兒子，身中十多刀，因搶救無效而離開人世。巨大的災難、過度的悲傷，使她一頭烏黑秀髮，在一夜之間竟然全部變白（從報紙上刊登的照片來看，不是過去長出的黑髮變白了，而是髮根全變白了）。

我也曾遇過由於壓力和負向情緒持續存在，在較短時間內，出現眉毛、頭髮、鬍鬚盡白的人，只不過不是在一夜之間發生的。那是幾年前，一名五十三歲的華裔男士，從境外來北京求醫，愁容滿面，情緒低落。他告訴我，三年前因為他的弟弟要創業，向銀行貸款，請他做擔保人；他沒有和家中任何人商量，不僅應允，而且還用自己的房子做了抵押。

後來，銀行發出通知，他的弟弟積欠鉅款逾期未還，已人間蒸發，貸款須由擔保人承擔，在一定期限內，如果不能償還貸款和利息，就要面臨被起訴，或者將抵押的房子拍賣，以償還銀行債務的後果。等他再聯繫弟弟，所有的通訊方式都已斷絕，住處早就房門緊鎖、人去樓空。想到錢還不了，自己不僅會變成一無所有的窮光蛋，而且可能連棲身的住處都沒有了，這可把他嚇壞了，茶飯不思，徹夜難眠。

他的太太很快就知道這件事情，天天和他吵架、鬧離婚，真是「屋漏偏逢連夜雨，船遲又遇打頭風」。不到兩個月，他瘦了十五公斤，頭髮、眉毛、鬍鬚都變白了。

心情劇烈變化、負向情緒持久存在、沉重的精神壓力，導致白髮突生和迅速衰老，原因是什麼，我們留待科學家去研究。但這說明了一件事情，就是情緒與健康息息相關。人的行為依靠情緒驅動，動物也是如此。

# 鴿子腦溢血後，為什麼康復比人迅速？

動物的情緒反應隨處可見。原本沉睡中的花貓，覺察到老鼠的存在後，立即本能地興奮起來，隨後在這種情緒的驅動下匍匐前進，然後猛撲過去抓住老鼠。緝毒犬嗅到毒品以後，本能地表現出一種興奮的情緒，隨之而來用特殊動作告訴人們牠的發現。動物這些行為，都是由情緒支配而驅動的。也就是說，**情緒反應原本就是動物的本能，和人一樣**。

幾十年前，我住在一樓，陽台上養了幾對信鴿。一天晚上，我忘記關鴿籠的門。睡到半夜的時候，突然被陽台上動物打鬥的聲音驚醒，掀開窗簾一看，原來是一隻母鴿正和大花貓搏鬥。原來花貓想吃剛孵出兩周的小鴿子，母鴿為了保護自己的孩子，本能地挺身而出，用翅膀奮力拍擊大花貓的臉，使牠一時不得前進。

我立即打開陽台的門，花貓迅速逃跑。可是這隻勇敢的母鴿，已是搖搖晃晃、站立不穩，隨後就摔倒在鴿籠的外面了，它的左腿和左側翅膀都已癱瘓無力，不能自主運動。這是怎麼回事？

仔細一檢查，沒有找到外傷，左側偏癱，因此可以判斷，母鴿腦溢血了，出血部位應當在右側大腦的中動脈近皮層側枝，所以導致左側偏癱。從《黃帝內經》的話來說，就是「怒則氣上」，憤怒的情緒，使人體或動物的氣血湧向頭部和上肢。母鴿就是如此，氣血湧上兩隻翅膀和頭部，於是就爆發出強大力量和大花貓搏鬥，致使在一定的時間內，大花貓不能接近幼鴿。

但是在怒則氣上的同時，腦部也在充血，血壓突然升高，腦血管爆裂，隨後就出現腦溢血的症狀。為了使這隻鴿子儘快康復，我用針灸針點刺翅膀和腿的穴位，每天兩次，到了第三天中午，母鴿就可以自主站立了，到了傍晚，竟能飛上六層高的樓頂。

鴿子腦溢血後，為什麼會康復得這麼快，只需要三天？那是因為牠偏癱後，不會像人一樣焦慮、緊張、擔心、鬱悶，沒有這些負向情緒的干擾，牠的自我調節能力就可以很快發揮作用，將腦部的出血吸收，於是肢體的運動功能便可迅速恢復。

## 情緒反應是天性本能

人為什麼會有情緒反應？情緒是如何產生的？情緒對人類生存繁衍的意義是什麼？

遠古時代，人類經常遭到大型食肉動物的襲擊，還會遇上地震海嘯、火山爆發、洪水泛濫、颱風暴雨、冰雹雷電等等嚴重自然災害。許多嬰兒都會夭折，大多數猿人在十四歲之前就已經死亡，能活到三十歲者實屬鳳毛麟角。

我們設想，四十萬年前的某天傍晚，一個猿人媽媽剛把自己的嬰兒放在地上，準備爬樹摘果子，突然一隻凶猛的劍齒虎撲了過來，要吃她的孩子。這位猿人媽媽一定會產生極其憤怒的情緒，驅使她本能地用手臂爪甲與劍齒虎搏鬥。

儘管兩者的速度、力量在平常時相差甚遠，但是為了搶救孩子，她體內的腎上腺素和甲狀腺素，會因應急而迅速大量分泌，使血液充分流入上肢與大腦，於是她爆發出巨大的力量，以致於劍齒虎都懼怕三分。

幸好這隻劍齒虎剛剛吃了一隻小動物，不算太餓，於是知難而退，跑了。如果媽媽沒有憤怒的情緒反應，就不會激發出神力與劍齒虎拚命，有可能小孩被吃掉，自己也會遭殃，這個種族就沒有機會繼續繁衍下來。

再設想，二十萬年前的一天，幾個猿人正在山坡上採蘑菇、摘野菜。突然狂風驟起，地動山搖，聲震四野，強烈的地震發生了！這幾個猿人一定會出現極其驚懼恐怖的情緒反應，並立即奔跑躲避崩落的山石，向可能安全的地方逃竄。在他們面前卻橫有一條很寬的深溝，平時是絕對跳不過去的，但此刻卻產生應激反應，使大量血液流向下肢和骨骼肌，以致腰部以下的力量陡然增強，一躍而過。同時面部缺血，這就是我們今天看到，恐懼情緒表現為面色蒼白的原因所在。

上述情形在《黃帝內經》裡總結為「恐則氣下」。如果沒有強烈的情緒反應，就沒有後來的應激反應，也就爆發不出超強的力量，跳過深溝，保住性命；或者反應過度，被嚇呆了、嚇傻了、嚇得全身發軟，依舊躲不過這場天災，於是就被滾落的山石掩埋，一命嗚呼，遑論後代？

人類一代又一代地繁衍到今天，這種憤怒、恐懼等的情緒也就如影隨形，在漫長久遠的進化過程中遺傳下來。

沒有情緒反應，人類就不可能繁衍到今天：沒有情緒反應，就不是一個正常的人。**人的行為**

是由情緒來驅動的，對人來說，情緒的驅動力量是強大的，情緒反應就是人的本能。這正是情緒對人類生存繁衍的意義。

# 何謂情緒？

關於情緒在心理學上的確切含義，心理學家和哲學家已經討論了一百多年。一八八四年，美國哲學家、醫師、心理學家威廉・詹姆斯（William James），將情緒定義為一種能表現在生理變化上的精神狀態。亦即，每產生一種情緒，我們的肌肉、血管、神經、內臟、內分泌腺，甚至細胞的生理活動，就會發生變化。伴隨這些變化能為人感知的精神狀態，就是情緒。這個定義將心理反應、生理變化與自我感覺聯繫在一起，但沒有涉及行動趨勢。

哈佛大學心理學博士丹尼爾・戈爾曼（Daniel Goleman）認為，「情緒，意指情感及其獨特的思想、心理和生理狀態，以及一系列行動的傾向。」此一說法，將心理、生理和行為包括在內。

歸納上述關於情緒的定義，我的表述是，**情緒是指對外界事物或體內感覺的心理反應，包括內心感受、情感波折，並隨著心理反應而引發的生理變化和行動傾向。**也就是說，情緒不是簡單

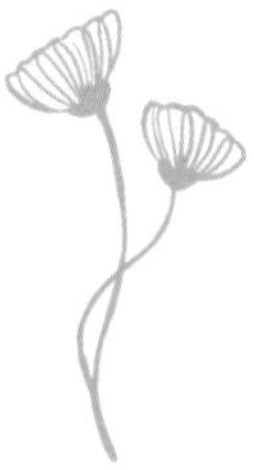

地指心情、感情，或者情感，而是包含了心理感受、生理變化和行動傾向。

例如，劍齒虎要吃嬰兒是外界刺激，媽媽憤怒就是本能的心理反應，這種情緒變化讓腎上腺素、甲狀腺素分泌增加，使血液流向上肢和大腦，即是生理反應；以此激發身體最大的潛能，引爆最強悍的力量，迅速與劍齒虎搏鬥就是行動趨勢。為了幫助大家更清楚理解情緒，我舉一個現代人的例子。

那是個沒有PHS、手機等便捷通訊工具的時代，當然網路也不存在。我與國外同行的教學工作聯絡事宜，主要是到我家附近一個大單位的電話傳真服務部，打國際長途電話或者收發傳真。一天晚上，我發完傳真後，等待對方回覆。值班人員是一位三十多歲的女士，姓李，興高采烈地和我分享，她的孩子在幼稚園發生的種種趣事。

此時，有一個中年男子來打長途電話。從他與值班人員小李的對話中，我聽出他是小李的同事，彼此十分熟悉。男子進入隔音間打完電話出來說：「我和孩子她媽吵架，她回娘家都一個多月了，還不回來，剛才又在電話裡和我大吵大鬧。其實爭執的起因是因為我的不對，我一直後悔。明天我還要打長途給她，電話費再一塊兒算吧。」

小李回答：「公司的規定你是知道的，當次話費當次結，每個電話都有自動記錄，你不交，我就要幫你墊款。明後兩天我都不值班，你還是趕快結帳吧。」這個男子很不情願地繳清話費，匆匆離去。

大約過了二十分鐘，我等待回覆的傳真還沒有到，一個十六七歲的女孩衝了進來，二話不說，抓起電話就撥了出去，連隔音間的門都沒有關。電話接通了，只聽她哭著說：「媽，你快回來吧，爸爸死了！」

小李說：「你這孩子真能胡說，你爸爸剛才還在我這裡打電話，催你媽回來呢，怎麼一下子就死了呀！」女孩說：「阿姨，就是從您這裡打完電話出去，到大門外就給車撞死了。」頃刻間我看到小李臉色慘白，面部呈現驚愕、恐懼、悲傷的複雜表情，雙手捂著胸口，斷斷續續地對那個女孩說：「太突然了，太突然了，真想不到，想不到……」女孩哭著走了。

小李先是喝了好幾口水，一會兒又用手按住胃部對我說：「郝大夫，我怎麼突然胃疼？」我摸摸她的脈，每分鐘脈搏在一百二十次左右。

這個過程就是情緒反應，或者可視為情緒表現。從開始到結束，包括她對熟悉的同事突然意外死亡的心理情感反應，進一步引發了生理反應和行動傾向。小李面部肌肉的變化，出現全世界都可以看得懂的驚愕、恐懼和悲傷表情。劇烈的心理情緒波動，迅速導致血管收縮，於是面色蒼白、心率加快，隨後就發生胃痙攣。

這些顯然都是情緒起伏所致的生理變化。在這樣驚恐的心理和生理反應下，先是做出雙手捂胸口的動作，以安撫心慌、心跳過速的情形。隨後出現不斷喝水的行為，是減輕驚恐、緊張導致的口乾舌燥。用手按住胃部，是本能性為了緩解胃痙攣引起的胃痛。從心理情感反應到生理反應再到行為趨勢，就是我所說的情緒。

小李同事被車撞死，看起來像是一個偶發事件，但實際上也和情緒有關。他和妻子吵架，致使太太回娘家久久不歸，讓他有自責和內疚的情緒。他打電話給對方，卻沒有取得和解，情緒自然更不穩定，出門過馬路魂不守舍，沒有注意往來車輛，於是發生憾事。

**當然，導致情緒變化的不僅僅是外在事物，也有從體內來的感覺。**有個人在吃飯時，突然覺得吞嚥困難，以為自己得了食道癌，每天緊張、恐懼、焦慮，直到醫師做完各種檢查，完全排除此種可能為止。這種不安情緒被激發，並引起一連串的看病行為，就來自於體內異常感受的刺激。

# 情緒是座房子，七情五志為根基

國外有研究認為，人類的情緒達數百種，其中包括許多混合複雜的、怪異突變的以及細微差異的，其多樣和微妙，已經超越人類語言文字能夠表達的範圍。於是人們就在思考，紅黃藍是顏色的三原色，人類複雜的情緒中，有沒有類似三原色這種基礎情緒，或者說原始情緒、核心情緒呢？

早在兩千五百年前，中國的先賢已把人類的基礎情緒進行分類，其中儒家的經典《禮記》，將其分為喜、怒、哀、樂、愛、惡、欲，稱作「七情」。

大約在兩千一百年前編成的《黃帝內經》（其實裡面很多文章，已有兩千五百年的歷史），把人類的情緒分為怒、喜、思、憂、悲、恐、驚，也稱為「七情」，並且明確指出每一種情緒，都與相應的內臟生理功能有關。

如「怒則氣上」，「怒傷肝」，肝在志為怒。也就是說，憤怒的情緒使人體的氣上逆，並會損傷肝的功能。肝的生理功能異常，就容易出現憤怒的情緒變化。

「喜則氣緩」，「喜傷心」，心在志為喜。是說喜悅的情緒會使人身心放鬆，但驚喜、狂喜、暴喜容易損傷心的功能。心的生理功能異常，就會表現出喜笑不休或鬱悶不樂的情緒變化。

「思則氣結」，「思傷脾」，脾在志為思。亦即思慮過度或者所思不遂的情緒，使人體的氣機鬱結，並會損傷脾的功能，中醫所說的脾，指的是消化系統吸收營養和水液的功能。脾的生理功能異常，便易於導致思慮過度的情緒變化。

「悲則氣消」，「悲傷肺」，肺在志為悲。即是悲傷的情緒容易消耗人體的正氣，並會損傷肺的功能。肺的生理功能異常，常常就有悲傷過度的情緒變化。

「恐則氣下」，「恐傷腎」，腎在志為恐。代表恐懼的情緒使人體的氣下行，並會損傷腎的功能。腎的生理功能異常，即會出現恐懼的情緒變化。

大家不要小覷這種情緒與內臟的關聯，它實際上為情緒過激或者情緒失控所導致的病證治療，提供了思路和方法。由於中醫有以五行五臟為中心的分類思想，便將怒、喜、思、悲、恐五志，看成是五種基本情緒。**所以在《黃帝內經》裡，既有「七情」，又有「五志」**。

四百多年前，法國哲學家笛卡兒（René Descartes）認為，人有六種原始情緒，驚奇、愛悅、憎惡、欲望、歡樂和悲哀。

達爾文在《人類和動物的表情》一書裡，根據表情特徵，把人類的情緒大致分為：痛苦、悲哀（憂慮）、快樂（愛情、崇拜）、不快（默想）、憤怒（憎恨）、厭惡（鄙視、輕蔑）、驚奇和害羞。

當代美國心理學家、加州大學舊金山分校的保羅・艾克曼（Paul Ekman）教授，在一定程度上，證實了人類存在少數幾種核心情緒，分別是憤怒、喜悅、悲傷、恐懼，也就是《黃帝內經》「五志」裡的怒、喜、悲、恐（它少了「思」）。

值得一提的是，有很多情緒難以分類，例如嫉妒；其由憤怒演變而來，還摻雜了悲傷和恐懼。當看到別人在某些方面超越自己，或者有人獲得卓越的成功，就會產生一種憤怒的情緒，套句俗話，就叫「恨人有」。同時，還隱含著自己已經落後的悲傷，以及生存競爭中可能落敗的恐懼，所以「嫉妒」就很難分類。

另外，像希望、信仰、信奉、勇氣、寬恕、淡定這些美好的品格，懷疑、自滿、懶惰、麻木、厭倦等不良的習氣，也都可以看成意識情緒的反應，但很難歸類。

## 心理危機
## 是現代超級大災難

情緒既然是人類行為的驅動力，也是繁衍到今天的必然結果，那麼，它對人的健康與一生，到底是好還是不好？應當說，只要有情緒起伏，就會伴隨著生理的變化。任何一種情緒波動，都會使內臟、肌肉、血管、內分泌的大量參數發生震盪，免疫系統迅速被調節。

譬如害羞激動臉色發紅，恐懼害怕臉色蒼白，暴跳狂怒臉色鐵青，緊張焦慮冷汗自出，突遇驚恐毛骨悚然……情緒變化導致血管、肌肉的改變，人人可見，從而使人體生理的平衡狀態發生偏離，這就需要付出更多的能量、耗費相當的機能，來讓它恢復平衡。

當然也有利於健康、使人感到舒服的情緒變化，如「笑一笑，十年少」。人們通常根據不同的影響，將情緒區分為兩大類。

一類是那些能引起身體各個部位，產生過度性刺激的情緒，如羞愧、內疚、自責、沮喪、懊悔、冷漠、悲傷、恐懼、憤怒、焦慮、怨恨、抱怨、嫉妒等等，透過神經系統，刺激器官、肌肉、血管、內分泌或者細胞，使人產生很不舒服、很不愉快的感覺。有人把它叫作「討厭的情緒」，我則稱之為「負向情緒」或者「負性情緒」。

另一類是那些能使身體產生最佳反應的情緒。這些反應既不強烈，也不微弱，如淡定、寬容、明智、大愛、博愛、喜悅、平和等等，讓人產生很美好、很舒服、很輕鬆的感覺，有人把它叫作「美好的情緒」，我則稱之為「正向情緒」或者「正性情緒」。

討厭的情緒消耗人的能量，使體內的能量級別降低，容易引發身心症和精神疾病，致使在事業上常逢厄運，人生路上霉運相伴。美好的情緒能夠提升人的能量，迅速拉高能量級別，使人身心健康，在事業上好運連連，幸福一生。

許多人類的疾病和心靈上的桎梏，都是由負向情緒所引發。**世界衛生組織曾說，從現在到二十一世紀中葉，沒有哪一種災難會像心理危機那樣，帶給年輕世代如此的痛苦。**

有調查表明，中國有三十％以上的中學、大學生存在明顯的潛在心理障礙，社會青年的心理疾患更為嚴重。美國亞特蘭大疾病控制中心的專家指出，九十％的健康問題都與壓力有關。一九九八年，史丹福大學的布魯斯・利普頓（Bruce Lipton）博士研究證實，九十五％以上的疾病背後，壓力如影隨形。

# 健康長壽之道無他，調控情緒足矣

地球上今日已擁有七十多億人口，人類面對的天敵不再是大型食肉動物，也不是未知的自然災害，而是要組成家庭、群體、國家，天天與人打交道。欲望無限而資源有限，情緒無限而自由空間有限。如果每個人都根據情緒反應，尤其是負向情緒來處理事情，就會失去理智、生病，嚴重者還會發瘋、自殺、殺人，造成家庭失和、社會動亂。所以現代人必須學會控制與駕馭情緒，不能讓其泛濫。

如果一個十二三歲的男孩，自己心愛的玩具被鄰居的孩子搶走，他的情緒反應，從本能的角度來說，就會像那個嬰兒差點被劍齒虎攻擊的媽媽一樣怒不可遏，如果他的身旁，恰巧有一支M16或者AK47突擊步槍，那麼後果一定不堪設想。

人類早在三千多年前，就開始探討如何控制情緒，增強理性。

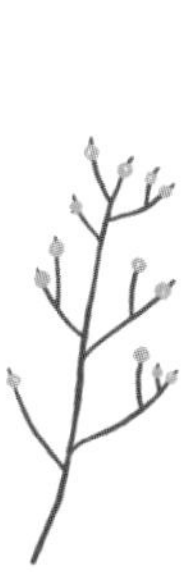

老子的《道德經》主張「致虛極，守靜篤」，意思是心靈要虛空湛然到極點，得堅守沉靜不動的心境。《莊子·大宗師》說：「古之真人，其寢不夢，其覺無憂，其食不甘，其息深深。」即指古代那些真正懂得養生之道的人，睡覺時不做夢，清醒時無憂慮，飲食清淡不求肥甘，呼吸深入而不表淺。為什麼能做到睡覺不做夢、清醒無憂慮？乃因心無牽掛，情緒穩定。可見，道家主張修心靜心、調控情緒由來已久。

《黃帝內經》也提倡「恬淡虛無，真氣從之，精神內守，病安從來？……無思想之患，以恬愉為務」。其意為，在心理與精神上要保持清靜安閒，不要被外界的錢財名利、聲色犬馬所誘惑。這樣就沒有負向情緒的干擾，體內真氣自然調暢，不會受到損傷，疾病當然無從發生。沒有思想情緒上的憂患，總是維持安靜愉快的心情，就能常保健康。這顯然與《道德經》「致虛極，守靜篤」的思想一脈相承，將控制情緒導引至修心養性、預防疾病中來了。

南朝梁醫學家、養生家陶弘景在《養性延命錄》中認為：「靜者壽，躁者夭。」心情寧靜淡泊就會長壽，情緒躁動不安容易早夭，即將情緒穩定視為健康長壽的關鍵。

儒家學派的創始人孔子，在《論語》中提出「克己復禮為仁」。「克己」就是戰勝自我的私心，克制個人的情緒和欲望。「禮」不僅僅是指具體的禮節，而是泛指天理，也就是自然規律；「復禮」即遵循自然與社會規律。「仁」就是內心的完美道德境界。整句完整的意思，乃去情緒化，增理智化，塑造美好的心靈。

《中庸》宣導「大德必得其位，必得其祿，必得其名，必得其壽。」就是說有崇高品德的人，必然能得到與之相配的社會地位、豐厚的俸祿、美好的名譽和長久的壽命。這也與《論語》中「仁者壽」的說法互相呼應，即不患得患失、心胸寬廣的人才能長壽！

佛家的《華嚴經》認為，「一切眾生，皆具如來智慧德相，但因妄想執著，不能證得。」意思是一切生命，包括蚊蟲螻蟻，原本都具備諸佛如來的智慧、德能、好相，只因為有妄想心、執著心、分別心、貪婪心、嫉妒心等等，遮蓋、蒙蔽了他，使他的本心佛心不能彰顯出來。所以學佛不是要學什麼，而是要減什麼、去什麼，即去掉妄想心、執著心、貪婪心、分別心、嫉妒心等等負向情緒，才能表達本心，才能明心見性。其實講的仍然是修心、調控情緒的問題。

可見，歷代各個門派的養生家，都在強調情緒控管是身心健康、社會和諧、人生幸福的關鍵。為了創造更美好的生活環境與未來遠景，現代社會制定頒發了各種規章制度、法律條文，目的也是讓人類約束言行、控制情緒，將行為限制在一般大眾允許的範圍之內。

因此我認為，**人有情緒乃本能，能控制情緒是本領；每個人都要認識本能，也要不斷提高本領。**

# 想除病先理心

一九九一年，美國心理學家彼得・薩洛維（Peter Salovey）等人，提出情緒商數（Emotional Intelligence Quotient，縮寫為EQ，簡稱情商）的概念。而情商就是管理情緒的能力，其測試就是對一個人自我情緒控制能力高低的考驗。

丹尼爾・戈爾曼在其成名作《情商》中說：「情緒對行動的指導作用，在人類進化過程中不斷重複出現，它就像個根植於神經系統的指令體系，成為人類心靈固有的、自動的反應傾向，對於生存具有重大的意義。」

他把情商概括為五個方面的能力：認識自身情緒的能力；妥善管理情緒的能力；自我激勵的能力；認識他人情緒的能力；管理人際關係的能力。也就是認識自己、管理自己、激勵自己、認識別人、管理自己與別人的關係。

**提高情商水準，學會控制情緒，就能掌握自己的命運，塑造健康的體魄，衍生其樂融融的家庭氛圍，過著美好幸福的生活，從而成就和諧的社會秩序。**缺少情緒管理，家人之間就會摩擦不斷，回家如進地獄；同事之間就會相互鬥氣，上班如入煉獄。不僅在事業、人際關係上遇到重重困難，且會對自己的身心健康，造成無窮無盡的困擾。醫學研究表明，經常保持愉悅的心情，可以增壽五～十年。

我是一個醫生，在臨床經常見到由於負向情緒問題，所引發的種種身心不適，既有身心症，也有精神疾病。中醫對這些疑難雜症有解決的辦法嗎？我們又該如何面對這些與情緒相關的麻煩呢？

Chapter

# 2

# 五臟化五氣，以生喜怒悲憂恐

情緒是頭腦、神經和每一個細胞之間的連結，影響著全身的運作。
心理壓力會透過交感與副交感神經系統，
影響人體的免疫系統、內分泌系統、內臟系統，以及肌肉骨骼系統。
任何一種情緒，都會導致細胞、內臟、血管、內分泌、免疫機能等人體活動發生變化。

# 消化系統有毛病，情緒是元凶

人出生以後，主要依靠攝取食物、消化吸收營養來維持生命，所以中醫把以脾胃為代表的消化系統，稱作「後天之本」。其所產生的疾病或加重，都與情緒密切相關。

情緒對人體各個系統的健康都會有影響，尤其消化系統更是立竿見影。

古人說「酒逢知己千杯少，借酒澆愁愁更愁。」這是真的！為什麼？酒精的學名叫乙醇，一旦進入體內，要依靠肝臟所分泌的乙醇去氫酶，來將其分解為水和二氧化碳。水變成汗和尿排出體外，而二氧化碳則是藉由呼吸送出。

當你遇到知心朋友時，說話投機，心裡高興，這種愉快的情緒，就會使肝臟源源不斷地分泌乙醇去氫酶，將酒精及時分解；你會發現，即使喝了很多酒，也沒有醉得不省人事。但你憂愁、鬱卒難以排遣時，獨飲悶酒，可能只喝兩杯，就爛醉如泥。這是因為負向情緒，抑制肝臟分泌乙醇去氫酶的功能，使它量少幾乎不存在，於是喝醉成為必然。這就是「酒逢知己千杯少，借酒澆愁愁更愁」的生理基礎。

可以設想，如果你開開心心、準備大快朵頤的時候，突然老闆打電話來告知，明天不用上班了，原本高漲的食慾，一下子煙消雲散，完全沒有胃口，這是不是情緒對消化機能的重大影響？其實我們在臨床上，看到的消化系統疾病，除了飲食不潔、不節（暴飲暴食，用餐時間不規律，或者為了減肥進食過少）的因素外，大部分都是與負向情緒有關。

咽部的梅核氣（喉嚨卡卡的，好像有顆梅子，吞也吞不下、吐也吐不出）、食道失弛緩症、胃食道逆流、慢性胃炎、胃下垂、神經性嘔吐、神經性厭食、胃潰瘍、潰瘍性結腸炎、習慣性便祕，它們的發病和後續發展，皆和心理社會因素脫離不了關係。

我們先來看看實例吧。

# 生氣為年輕少女種下病根

噎嗝是中醫的病名。嚴格地說，噎是吞嚥不順，食物哽噎而下；嗝是胸膈阻塞，食物不能下嚥入胃，隨即吐出。兩者常常同時或者交替出現，因此並稱。由於噎嗝多見於食道癌的患者，所以很多人就把它和食道癌畫上等號，並認為老年人易患此病。其實兩者並不相等，因為像胃食道逆流、食道狹窄、食道潰瘍、食道痙攣、賁門失弛緩症等疾病中，都可以見到噎嗝的症狀，因此任何年齡層都可能發生。

三十年前，一個剛滿十四歲的小女孩，在初中讀書，既聰明又勤奮，成績優良，人極要強。只因所在年級第一批入團（指共青團）的名單中沒有她，就斷定是班導師說了壞話，氣得睡不著覺，導致吃飯嚥食很不順暢，以致於到後來，飲食之物還沒有吞嚥到胃裡，就逆流出來，逐漸出現胸骨後堵悶，然後發展為胸骨後疼痛而不能忍受。

當地中醫診斷為噎嗝，久治無效，骨瘦如柴。她的父親曾是我中學的學長，帶她輾轉找到我，我請她先到大醫院詳細檢查，然後再討論治療方案。

某大醫院消化內科診斷其為賁門失弛緩症，醫生建議做手術，把食道下段縱切開個口，橫著縫上，這樣食道就會變寬；另外，下食道括約肌被切斷，即使再痙攣，也不容易有東西嚥不下去的困難。就像有人嫌新買的襪子束口勒太緊，要剪一個或者幾個小口的道理一樣。很快地，父母帶著她去動了手術（當時是開胸手術，切斷了兩根肋骨），傷口癒合康復後，基本上能正常進食了。

現在的食道內視鏡氣球擴張術和通條式擴張術，不需開胸，就能達到擴張的目的；或是注射肉毒桿菌毒素，使肌肉鬆弛不再痙攣。但那個時候沒有這樣的技術，只能用最傳統的手術方法治療。

不料三十年後，因家事暴跳如雷，這位四十四歲的女士病情復發，多年前的手術效果，已經抵擋不住這次生氣引起的括約肌痙攣，同樣是飲食難下，於是又來找我。我問她為什麼不去做第二次手術？因為現在的治療方式已經進步很多，不用再大費周章。她回說去過了，但醫院告知，已經做過手術的食道，再開第二次的效果不一定好，建議先保守治療。

她詢問我這個毛病是怎麼引起的？能不能斷根？因為醫師曾經對他們父女說，做完這種手術可以一勞永逸，結果現在偏偏又引起困擾。

我回答說，這種疾病是她大發雷霆後，引發下食道括約肌痙攣不能鬆弛所造成的。食道負責連接咽部和胃部，乃一條肌肉組成的中空通道；另有兩處括約肌，位於上部的，叫上食道括約肌；位於下端賁門的，稱下食道括約肌（又名賁門括約肌）。

這兩處括約肌在不進飲食的情況下自動收縮，把食道關閉，既可以預防外部空氣跑進胃裡，又能阻止胃的內容物逆流入食道。在進食和喝水的時候，上食道括約肌先鬆弛打開，使飲食物進入食道，隨後關閉，換下食道括約肌打開，將飲食物送入胃中。

**人在生氣或其他負向情緒過激後，會導致神經功能失調，於是下食道括約肌因痙攣而打不開，飲食物自然受阻無法向下，或者嚥不到胃中就逆流上來，所以稱為「賁門失弛緩症」，中醫籠統地叫「噎嗝」。**

經常有人提問，這個惱人的痼疾能不能斷根？我就會回答，「癥結應該要問你自己，而不是問我吧。」所以我反問她：「難道你還不知道病根在那裡嗎？第一次發病是因為生氣，第二次發病還是因為生氣，這就是病根呀！都是生氣惹的禍。要想除掉這個根，就看你今後能不能不生氣，能不能養心靜心，能不能控制自己的負向情緒。」

這就是我強調的「解鈴還須繫鈴人，心病還得心藥醫」的用意。如果不能調整心態、控制情緒，病情很可能會再復發。德國古典哲學家康德有一句經典名言，「生氣是拿別人的過錯來懲罰自己。」我繼續諄諄教誨，「你已經懲罰過自己兩次了，難道還不能吸取教訓嗎？」她連連點頭。

**其實，生氣與發怒是同一類的情緒**。在丹尼爾・戈爾曼的《情商》中，就把生氣、氣憤、義憤與憤怒、狂怒、暴怒、激怒、惱怒、易怒、怨恨、刻薄、敵意等歸屬為一類，憤怒最極端的表現，就是病態的仇恨和暴力。

另外我發現，伴隨著吞嚥困難，她還有明顯的焦慮、鬱悶，心煩、急躁和失眠。於是我針對她的情況，開了舒肝和胃、定志安神的中藥，她服用一個多月後就基本痊癒了。當然這次能好得比較快，和她已經意識到生氣與疾病之間的關聯性，從而真正重視情緒管理有關。

賁門失弛緩症本來是一個很少見的病症，不知道為什麼，自從那個女士來過第二次之後，接二連三來了十多個同樣病症的患者。

# 丈夫背叛偷吃，妻子飲食俱廢

兩年前的某一天，一位美女前來就診，一百七的個頭，俊俏的面龐，苗條的身材，但漂亮的大眼睛裡，卻透出憂鬱、怨恨和疑惑的眼神。脈搏細弦而數。脈細，代表氣血不足，脈道失充；弦是血管壁緊張度高，像是琴弦那樣繃得很緊，顯示有肝氣鬱結、心情鬱悶；脈數就是脈搏跳得很快，表示病人看病時有點緊張，或其體內有熱。判斷是緊張還是有熱，可驗證舌象，舌尖很紅，就可以知道病人體內是有鬱熱了。白厚而膩的舌苔幾乎布滿整個舌面，這表明她代謝不暢，痰濕壅滯。

應當說，從這樣的望診、脈象和舌象，我大致就可以判斷，此乃氣機鬱結、痰濕阻滯、心火偏盛、神志不寧的證候。但醫生看病一定要望聞問切合參。我問她：「你哪裡不舒服呀？」「吃不下飯，睡不著覺。」「是沒有食慾嗎？」「有食慾，想吃，肚子也餓，就是嚥不下去，常常還

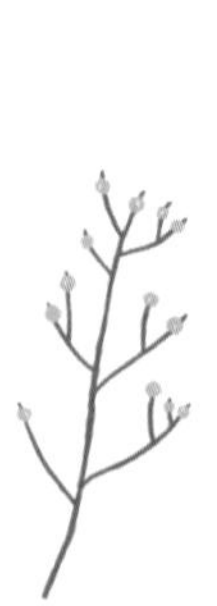

沒有到胃裡，就逆流吐出來；有的時候，雖然沒有吃東西，也會吐白黏液。只有在不經意時，能吃下幾口飯，喝幾口水。」

「你做過鋇劑X光攝影或胃鏡的檢查嗎？」見到這樣的症狀，我首先要確定不是食道癌。「都做了，沒有腫瘤，醫生說了一個奇怪的病名，叫『賁門失弛緩症』。我常常睡不著，心煩鬱悶。治了半年，體重從六十公斤降到四十五公斤。」

她並沒有對我說明病因，但我提醒她，這種病一般是由情緒過激、生氣過度或者負向情緒持續存在引起的，用藥物治療的同時，一定要保持心情愉快。但她什麼都沒有說，拿著我開的處方就取藥去了。

兩周後複診，她告訴我，症狀已經有所減輕，吐的白黏液也減少許多。這次診療，我仍然沒有開口問病因，但她卻像竹筒倒豆子一樣，主動提起發病的緣由。

原來她是某航空公司的空姐，被當地首富的兒子狂追，後來就做了富二代的妻子。靚麗的容貌，魔鬼的身材，豪門媳婦的身分，令人羨慕的工作，開著保時捷跑車上下班，讓很多同齡女孩羨慕和嫉妒。

可是好景不長，丈夫婚後不久就開始偷吃，另有新歡，追她的山盟海誓、甜言蜜語，全都成了騙人的鬼話。面對這樣的變故，她憤怒、氣惱，甚至幾天幾夜吃不下飯、睡不著覺。她甚至思考，人性的本質究竟是什麼？愛情的價值又是什麼？世界上還有沒有真愛？人和人之間還能不能相互信任？排山倒海的憂愁，剪不斷，理還亂，於是造成她食不下嚥、夜不成寐的毛病，身體迅速被拖垮，憔悴衰弱到不能上班。她不得不離開那個讓她傷透心的城市，辭掉心愛的工作，輾轉來到北京求醫。

我告訴她，藥物治療雖然很重要，但醫學界流傳著這樣一句話，「藥逍遙而人不逍遙，何逍遙之有？」

此後三個月她沒有來複診，只是託前來看病的朋友告訴我，當她明白病由心起之後，在服藥的同時，會透過各種方法調控情緒，一定能完全康復。

某一天，她突然來門診看我，面色紅潤，笑容滿面，就像換了一個人，我幾乎認不出她來。她高興地說，這三個月一直服用我開的方子，病情逐漸好轉，近一個月已能正常吃飯，不吐白黏液，睡覺也踏實了，不再胡思亂想，體重和體力都開始增加，這是自從生病以來沒有過的現象。

空姐問我，為什麼生氣、情緒不穩，對人的健康會造成這麼大的傷害？

# 百病生於氣，不生氣就不生病

那天門診的病人不多，我也想藉這個機會，讓在旁實習的學生，聽一聽情緒致病的原因，於是我開口說道，《黃帝內經・素問・舉痛論》曾云：「百病生於氣也。」這裡的氣，是指人體的氣機紊亂。**中醫習慣把體內氣的運動叫「氣機」，許多疾病的產生，與氣機紊亂有關。**

人們經常說，「人活著全憑一口氣。」此氣非簡單的指呼吸之氣、空氣。古典物理學認為，構成宇宙萬物的是物質、能量和資訊三個要素。我認為中醫所說的氣，廣義是指攜有能量和訊息的細微物質，涵蓋了物質、能量、資訊三個要素。但從現代量子物理學的角度看，構成宇宙的就是能量，物質只不過是能量的聚集，所以中醫所說的「氣」，有人直接翻譯為「能量」。

《黃帝內經・素問・寶命全形論》說：「人以天地之氣生，四時之法成」，「人生於地，懸命於天，天地合氣，命之曰人」，把其中的「氣」翻譯成「能量」，也符合量子物理學的觀點。

人體的氣不停在運動，該升的升，該降的降，該出的出，該入的入，這叫氣機調暢。例如飲食物從口到胃，到腸，逐漸下行，稱為胃氣的降濁，胃氣以降為順。其中的營養和消化道攝入的水液被吸收以後，向上輸送至心肺，再由心肺透過血液循環向全身運送，此乃脾氣的升清。脾升胃降，即氣機正常。

每一個臟器之氣的運動都有自己的特徵。一旦氣的運動異常，停在局部就叫氣滯；鬱在一處就叫氣鬱；上升太過而下降不足就叫氣逆；下降太過而上升不足就叫氣陷；外散太過而內收不足就叫氣脫；內收太過而外散不足就叫氣閉；如果整體氣的量不足，也就是能量不足，就叫氣虛。進一步就會導致水液、津液、血液、飲食等等的代謝異常，百病叢生，因為氣的運動和變化，是促進上述這些有形之物代謝的基本條件。

導致氣的運動紊亂（氣機紊亂），其原因是什麼？《黃帝內經・素問・舉痛論》列舉了九種情況，其中有六種，是負面情緒或情緒過激。除了我們上一章提到的怒則氣上、喜則氣緩、思則氣結、悲則氣消、恐則氣下外，還有驚則氣亂，都是導致氣機紊亂的直接因素。**在日常生活中，生氣、發怒、怒氣是人最容易產生的情緒，也是最為常見的負向情緒，極易誘使疾病發生，特別是消化系統方面**。

而現代的分子生物學和腦神經學的研究，也完全證實了《黃帝內經》的觀點。國際知名的美國分子生物、腦神經與藥物學家坎德絲・派特（Candace Pert）博士，其所著的《情緒分子的奇幻世界》認為，僅僅是思想本身，便足以改變我們的身體。她的著作強調，情緒不僅僅來自於身體的環境訊息之回饋，透過自覺意識，心靈可以利用大腦來引發「情緒分子」，改寫系統。恰當運用意識能為病痛身體帶來健康，而對情緒不適當、無意識的控制，很容易使身體生病。我們的情緒不只與腦有關，而是體內每一個細胞都有著情緒接納器。

身體健康狀況與情緒狀態之間，顯然存在密切聯繫，這就是《黃帝內經》一直強調的形神相關。

# 胃是情緒的照妖鏡

某大學化學實驗室的工作人員，為了清洗家中布滿水垢的洗手台，便用一個玻璃汽水瓶，裝了一瓶廢棄稀鹽酸帶回家，隨手就把它擱在流理台上；剛想要開始動作，突然接到大樓管理員的通知，請他下樓拿包裹。這時，他十三歲的兒子放學回家，從另一部電梯上樓，打開門進到家裡。又餓又渴的孩子到廚房一看，一瓶開過的汽水放在流理台上，想都沒想就喝了一口。

當他感覺到口感和味道完全不對的時候，已經遲了，口腔咽喉的劇烈灼熱疼痛，幾乎使他昏了過去，連哭都哭不出來。爸爸回到家看到這種情況，完全驚呆了，立刻把孩子送到醫院。經過緊急處理後，有好長一段時間不能經口腔和食道進食。醫師就在他的上腹部開了一個洞，醫學上叫做「胃造口」，透過這個口直接往患者胃裡灌食，並且用纖維內視鏡觀察其胃黏膜的情況。

醫療團隊發現，當這個孩子悶悶不樂的時候，胃黏膜的小血管就會收縮痙攣，供血減少，代

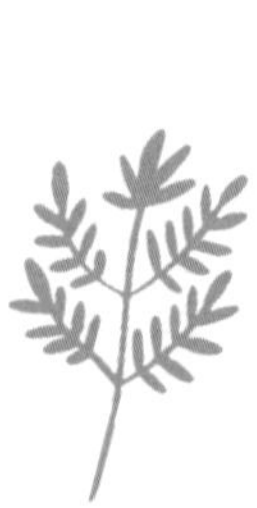

謝自然降低，產熱少，於是從胃造口裡，看到的是胃黏膜表面蒼白沒有血色，此時孩子會感到胃中發涼，胃脘冷痛。進一步觀察，就可以發覺其胃壁鬆弛，蠕動減慢，胃液分泌減少或者幾乎不分泌，於是孩子就沒有食慾，即使按時灌食，排空也是緩慢的。

當他生氣發怒或者焦慮不安的時候，胃黏膜的小血管就會充血，使其變紅，血液循環量一增加，代謝就旺盛，產熱多了起來，於是這個孩子會感到胃熱，想喝涼的東西。假使他生氣發怒的情緒持續不緩解，就可以看到胃的肌肉開始痙攣，嚴重時，孩子就會胃痛。甚至可以觀察到，胃酸分泌增加，胃液消化自己胃黏膜的情形，時間一久，就會出現潰瘍。可見胃潰瘍的發生與情緒過激、生氣鬱怒有關。

儘管有研究認為，胃潰瘍和感染幽門螺旋桿菌有關，但是感染者，並不一定會出現上消化道潰瘍。而負向情緒過激，往往是潰瘍的直接誘發因素。**胃是情緒的照妖鏡，因不同情緒而有不一樣的狀況出現。**

Chapter

# 3

# 胃腸是心的鏡子

人生來就有兩個腦，一個是顱腦，一個是腸腦，
兩者透過迷走神經相連接。
打一個比方，顱腦和腸腦就像是一根藤上兩個瓜，
會相互影響，榮則俱榮，枯則俱枯。

# 重讀天淨沙，談談斷腸人

為什麼生氣和類似的負向情緒，會對消化系統造成這麼大的傷害，我已經從中醫的角度做了解釋；但因為中醫的語言比較古老，很多從小就接受現代教育的人，還是覺得似是而非。那麼，西方科學家是如何說明這個問題呢？生氣和負向情緒除了對上消化道（食道和胃）造成巨大影響之外，是否也對下消化道（大腸、小腸）的生理功能，產生一定程度的破壞呢？

「枯藤老樹昏鴉，小橋流水人家，古道西風瘦馬。夕陽西下，斷腸人在天涯。」小時候，讀馬致遠的《天淨沙・秋思》，只是覺得這是作者的抒懷之作。一位漂泊天涯的落魄讀書人，在殘陽夕照的荒涼古道上，牽著一匹瘦馬，迎著淒苦的秋風，信步漫遊，愁腸絞斷，卻不知自己的歸宿前途在何方。

有一天，我和家人談起這首小令，突然想到，為什麼古人把腸子和情緒、心境連在一起？難道它們相關嗎？於是大家搜腸刮肚，努力回想那些把情緒和腸子聯繫在一起的詞彙，這一找還真不少。瞧瞧，我們明明是用腦子回憶，卻說是搜腸刮肚，連思維也和腸子扯上關係。

愁腸百結，愁腸九回，九曲迴腸，是形容悲愁鬱結縈繞，難以排遣。愁腸寸斷，是形容愁悶已經到了極點。淚乾腸斷，是形容傷心到極致。傾腸倒肚，是指把心裡的話都講出來。女子憂愁悲傷，叫柔腸寸斷。十分惦念，放心不下，叫牽腸掛肚。情思纏綿，翻騰不已，叫柔腸百轉。文章樂曲婉轉動人，叫蕩氣迴腸。待人真誠熱情，叫古道熱腸。還有蛇蠍心腸、錦繡肝腸、鐵石心腸等等。

這些詞彙涉及情緒、心情、思考、記憶、性格等等，竟然都與腸子有關。有人說，那是古人愚昧無知，根本不懂大腦的功能而誤認了。還有人說，這只是文人信口而謅的形容，腸子與情緒怎麼會有關係呢？

其實從醫學角度來看，古人說的這些話，一點兒都沒有錯。情緒、心情、思考、記憶還真的與腸子息息相關。中文看來似乎是一種誇張的文學描述，可是卻在醫學實踐中找到證據。我們聰明的祖先，用眼耳鼻舌身意這樣的自身功能，來感受情緒對身體健康的影響，然後用語言文字形容出來，竟是那樣的貼切、準確、恰當。

# 驚嚇後為什麼會突發腸穿孔？

一天傍晚，某醫院急診室接到一個農民模樣的男病患，五十多歲，腹痛難忍，面色蒼白，大汗淋漓。醫師觸按他的腹部，整個腹部壓痛、反彈痛、肌緊張都存在，這是急性瀰漫性腹膜炎的徵兆。

醫師細問發病過程，原來他是山區的農民，今天早晨趕著驢車在山路上行走，由於毛驢突然受到意外驚嚇，沿著山路沒命地奔跑。這位趕車的大哥眼看著就要車毀人亡，嚇得從車上一下子滑落到地上，立即腹痛難忍，再也爬不起來了。

在這麼短的時間內，就出現急性瀰漫性腹膜炎，醫師判定為消化道有穿孔，其內容物流入腹腔，導致整個腹腔受感染，於是果斷地讓護理師把他送進外科手術室。在手術台上打開腹腔一看，小腸出現了五處穿孔。醫生修補好穿孔，清理完腹腔，病人很快就康復了。

這是在突然受到驚嚇之後，導致小腸多處穿孔的真實案例，可以說他是名副其實的斷腸人。只不過這個斷腸人不是因懷才不遇，苦悶惆悵，而是突然受到驚嚇所造成。驚嚇也屬於負向情緒，因此這位大哥也是情緒致病。現代醫學就把這類疾病，稱作「急性壓力症候群」（ASD, acute stress disorder）。

不僅人類有情緒劇烈波動所致的急性壓力症候群，動物也有。《世說新語》中記載，桓溫帶著隨從去四川，當船行至三峽區域，隨從看見一隻老猴抱著一隻小猴，於是趁船靠岸時，一把搶過小猴，然後立刻把船開走。老猴非常焦急，沿江哀號，跟著船跑了百餘里仍然不肯離去。後來老猴乘機從岸邊跳上了船，但一到甲板，就大叫一聲，氣絕身亡。

隨從剖開老猴的肚子一看，發現「腸皆寸寸斷」，這個斷不是完全斷掉，而是腸子多處出現穿孔。牠心愛的孩子被搶走了，又焦急，又憤怒，又恐懼，於是突發急性壓力症候群。

# 一夜恐懼 竟然導致闌尾炎

很多急性闌尾炎的病人，也是起因於急性壓力症候群；在緊張、恐懼、焦急幾個小時後肚子疼，一檢查，原來是出現闌尾炎，甚至闌尾穿孔。

一個剛從某化工大學畢業的女孩，在比較偏遠的郊區，一個尚未興建完畢的大工廠裡上班，平時就住在工廠宿舍。那是一個周五，也是她工作以來，第一次周六、周日連值兩天班，所以當天晚上她沒有進城。天黑了，她到樓下鍋爐間倒開水，發現整棟五層樓高的女生宿舍，只有她的房間亮著燈。她突然意識到，今天晚上就只剩她一個人，不由得緊張起來。那時工廠還沒有建圍牆，這棟宿舍就矗立在曠野之中。

她回到房間，把門關上，門後放張椅子，椅子上疊個方凳，方凳上擺個臉盆，臉盆裡再放保溫杯。心想，萬一有人推門，就會有巨大的動靜，即使我睡著了，也能被驚醒。平時宿舍裡上下兩張雙人床，住著四個人，她從沒有緊張害怕的感覺。可是今天不同，整棟大樓只有她一個人，關燈怕黑，開燈睡不著。於是她一會兒關燈，一會兒開燈，就這樣一直折騰到凌晨三點，還沒有睡著，這時已經出現肚子痛了，而且逐漸加重。

到了清晨七點天已大亮，她痛得直不起腰了，心想必須到醫院掛急診。於是她把保溫杯從臉盆裡拿出來，把臉盆從方凳上拿下來，把方凳從椅子上拿下來，把椅子挪開，要開門的時候，吃驚地發現，昨晚因為緊張，居然連門都沒鎖。

她彎著腰勉強下樓，走了一公里的路來到附近的醫院，很快被診斷為急性闌尾炎，當天下午就動了手術。醫生說，如果再晚一兩個小時，就可能會穿孔。闌尾長在盲腸後方，屬於腸子的一部分，闌尾穿孔也可以說成是斷腸。

像這樣受驚嚇或者極度緊張害怕的負向情緒，直接導致腸道的器質性損傷，在醫院裡實在不少見。除了闌尾穿孔，還有胃穿孔、膽囊穿孔的病人，都與情緒劇烈波動有關。看來平常說的「嚇破膽」，真的是有醫學臨床根據的。

# 產後生氣遇困難，胃腸痙攣四十年

漂泊天涯的斷腸人是被不良情緒打擊，難道悲愁鬱結縈繞，難以排遣，就容易引發腸道病症嗎？愁腸百結、愁腸九回、九曲迴腸，一定得這麼痛苦嗎？

一位七十八歲的老婦人，在女兒的陪伴下來到門診。老婦人的女兒說：「我媽媽肚子痛了多年，而且經常鼓包，多次到醫院檢查，但都沒有診斷出是什麼毛病。」我問病人：「準確一點說疼了多少年，是怎麼引起的？」

她說：「四十年了。這是我的小女兒，她多大，我就疼了多久。生她那年，我在坐月子時，連續生了三場大氣，還為另一件不能解決的家事發愁，從此就落下這個毛病。腹脹，打嗝，只要心情不好，肚子裡的氣就像颳風那樣，呼的一下就脹滿了，不僅不舒服，還會累及兩脅和後背脹痛，脹疼厲害的時候，可以在肚子上摸到鼓包，偶爾能看到，還會慢慢移動。」

說著說著，老婦人眉頭一皺：「氣又來了，又疼了，郝大夫，你摸摸鼓包。」我立即讓她仰面躺在診察床上，解開上衣和褲帶，露出腹部，雙腿屈膝，以便放鬆腹肌。老婦人並不胖，在腹部肚臍右側，真的看見一個鼓包，有乒乓球大小。我輕輕用手按下去，它是柔軟的，而且可以移動。老婦人說：「即使不用手按，它自己也會跑。」

我知道這不是什麼實質性的腫物，而是痙攣的腸形，或者腸管的異常蠕動波。有的人在胃痙攣時，或者胃部出現異常的逆蠕動波，也會冒出這種柔軟可移動的鼓包。

老婦人抱怨：「就是這樣的毛病，只要肚子難受，我就鬱悶心煩發愁，或者倒過來，心情不好，就會肚子脹痛。剛開始求醫了十多年，都沒有緩解，有人告訴我，這是月子病，要在月子裡養。可是我那時已經快五十歲了，早就不可能再生孩子。又有人說，月子病過了更年期就會好，現在我已經七十八，還是沒好，看來這個病只能帶到棺材裡了。」說完就浮現一臉的哀傷。

我判斷她的病，應該是在產後氣血虛弱的情況下，由於生氣憂愁等負向情緒過激，導致腸功能紊亂，進一步引發腸痙攣。於是，我想起《傷寒論》所說的，「傷寒，陽脈澀，陰脈弦，法當腹中急痛，先與小建中湯，不差者，小柴胡湯主之」。

陽脈澀，是輕取脈澀，為什麼脈澀而不流利？乃因氣血不足，脈行不暢。陰脈弦就是沉取脈弦，血管緊張度高，這是肝膽氣鬱的表現。氣血由脾胃所化生，其不足也就代表脾胃不足。肝膽之氣的疏泄運動暢達，脾胃、胃腸的功能就會正常，現在肝膽氣鬱，必然影響脾胃、胃腸的功能，於是出現腹部拘急疼痛的症狀。白話來說，就是生氣、憂愁等負向情緒會導致腸胃痙攣，尤其是在人體胃腸虛弱、氣血不足的情況下。

這個病人在分娩之後氣血虛弱，又生了三場大氣，並有難以解決的愁事，導致胃腸痙攣，是符合疾病形成規律的。但病期長達四十年，也是第一次遇到，用《傷寒論》中的小建中湯和小柴胡湯能不能治好，我沒有把握。但不管如何，我還是要盡職責辨證開方。

我並未依照《傷寒論》那樣，先用小建中湯，後用小柴胡湯，而是把兩個方子合起來適當加減。後來老婦人並沒有來複診。不記得過了幾個月，她的女兒來看感冒咳嗽，順便告訴我，她媽媽服用方子四個星期後，多年的腹脹腹痛消失了，心情也變好了，這真是出乎我的意料之外。

上幼稚園、小學、中學的孩子們，只要遇到學習上的壓力，作業太多，就會發愁，然後肚子痛，總要讓家長趕緊揉揉，其實，這也是腸痙攣的表現。

## 長期腹痛、腹瀉，原因來自壞情緒

腸痙攣還可能伴隨兩種情況出現：一種是腹瀉，就是拉肚子；一種是便祕，就是大便乾燥、排便困難。當然也可能是兩者交替。

來就診的是一位五十四歲的男士，腹痛、腹瀉十四年，大便次數多的時候，一天達十幾次，次數少的時候，每天一兩次，且基本上是稀溏的，有時也會有幾天莫名其妙的沒有便意，出現大便祕結、肚子脹痛、排便困難的症狀。

講到患病的起因，這位男士談到十四年前，自己一手創辦的公司，因經營不善而倒閉，老婆帶著孩子離他而去。萬萬沒有想到的是，她居然嫁給公司的股東，還帶走部分剩餘資產。這使他氣憤異常，懊惱鬱悶，開始以酒澆愁。

沒多久，就在每次飲酒之後出現腹痛、腹瀉，然後沒喝也會；接下來，每天早晨起床的第一

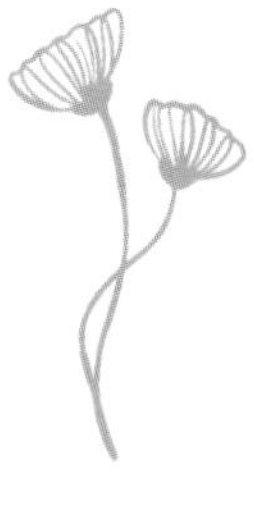

件事，就是趕緊衝到廁所拉肚子。早餐後也必然要拉一次。嚴重時，午飯和晚飯後都會向馬桶報到，甚至連喝水後也可能。

吃了芹菜、豇豆等有粗纖維的蔬菜，或者辣椒、胡椒、生蔥、大蒜等刺激性的食物，常常會誘發腹痛、腹脹、腹瀉。但特別注意飲食時更糟糕，便祕、排便困難，腹痛腹脹可能持續數小時，痛到出冷汗虛脫的地步，還可以在腹部摸到會移動的鼓包或者硬塊。平時肚子經常脹滿。

我問他：「腹痛、腹脹、腹瀉，在夜間發生過嗎？」他說：「都是白天，還從來沒有在夜間疼過拉過，只要睡著，就沒事了。肚子脹也是白天明顯，晚上睡覺就感覺不到了。」

我觸摸他的腹部，在右下腹部，相當於盲腸的區域，有充氣腸管樣的感覺；在左下腹部，相當於乙狀結腸的區域，呈現索條樣痙攣腸管的特徵。所觸腸管都有輕度壓痛，但壓痛點並不固定，持續壓迫時，疼痛居然可以減輕以致消失。這應當都是腸管痙攣的表現。

醫院透過多項檢查，最終診斷為大腸激躁症。我給予的治療是，疏肝健脾、溫腎寧神，患者前前後後、斷斷續續服藥半年，多年腹痛、腹瀉的問題終於痊癒，心情也開朗了，整個人的精神面貌煥然一新。

# 十倍薪水，也讓生理和心理付出相同的代價

生氣鬱悶和負向情緒，造成腹痛、腹瀉的病例，在門診幾乎天天可以見到，那有沒有導致大便祕結的呢？

趙穎，醫學系畢業，已經有十多年的醫師經歷，也在醫院辦的中醫研習班裡學過中醫，但她一直不喜歡醫師這個職業，當時選擇習醫也只是奉父母之命，而且這行工作量大，經常值夜班。在她看來，天天和愁眉苦臉的病人打交道，還肩負著人命關天的重責大任與壓力，實在有夠煩。而且薪水比其他學有專精的高中同學要低，因此她總有改行的想法（註：兩岸醫師收入差很多）。

在她三十六歲那年，機會終於來了。南方一家生產醫療器械工廠的廠長，親自來北京招聘一名助理。她是一位年近六十的女士，精明幹練，一手創辦這家企業。聘用的基本條件是：有醫學背景的女性；年齡在三十五至四十歲之間；已婚，孩子最好上中學，且家中有人照顧；通外語，

會開車，懂電腦。工作任務是，平時協助廠長管理工廠，在她外出期間，則為職務代理人。

趙穎完全符合上述條件，經過兩次面談，廠長對她的學經歷和出色表現非常滿意。承諾給她的月薪，居然是她當醫生工資的十倍，這令趙穎十分動心。於是她毫不猶豫地辭掉醫院的工作，跟著這位廠長來到南方的城市。

前半年，在廠長的帶領下，趙穎對工廠的業務有一定的熟悉度，基本掌握了生產流程的指揮調度管理工作，一切順利。廠長也很欣賞她的才幹和人品。半年後，廠長說：「你可以獨立工作了，我計畫到國外探親半年，在這期間，工廠業務就交給你，你就是廠長。」並對下屬也做確實交代，要求他們無條件支援趙穎的工作，服從趙穎的領導。

廠長出國後，幾個從工廠創立，就待在公司的老員工，對她莫名其妙從北京找來一個黃毛丫頭，當他們的頂頭上司，心中早已不滿，但礙於廠長的面子，不好意思發作。趙穎原本憑著自己的智慧，將問題處理得很適當。可是到後來，便清楚地意識到，有的人是故意在出難題，雞蛋裡挑骨頭，她也就逐漸按捺不住，脾氣漸漸地壞了起來。

後來生氣、心煩、急躁的情緒越來越多，又不能爆發出來，只好憋在心裡，竟發展成寢食不安、焦慮緊張、失眠多夢。多年來一直正常的月經，有三個月沒有來潮，原本白裡透紅的臉蛋，隱隱約約出現了黃褐斑，而且隨著時間的推移，斑點越來越明顯。皺紋也不知不覺爬上眼角，並且逐漸增多、加深。每天早晨梳頭時，都會掉下大把頭髮，讓她感到恐懼，更甚者，竟然看到幾根白髮。

最糟糕的是，一向早晨起床就能排便的習慣，現在徹底紊亂了，剛開始三四天解一次，後來變成一個星期解一次，竟然還有十多天解一次的情形；伴隨的症狀是肚子脹，沒有便意，大便異常乾燥，排便十分困難。她不得不用開塞露（一種甘油製劑），後來又服用果導片（一種刺激性瀉藥），一片兩片不行，一直加到一天六片，緊接著又用了中藥的瀉下藥。

這一切都是她從來沒有經歷過的，簡直讓她度日如年。終於熬到廠長回國，她立即提出辭呈，回到北京，找我看病。趙穎在中醫研習班裡聽過我的課，一年多前要離開北京時，曾經來看過我；雖然已年過三十，但清秀的臉龐，充沛的精力，讓人印象深刻。可是這次在門診見面，把我嚇了一跳，滿臉的黃褐斑，眼角呈放射狀的多條皺紋清晰可見。她告訴我主要是來看便祕的，順便提到這一年的經歷和身體各方面的變化。

我說：「你所有的問題，都是生氣鬱悶和壓力造成，皆屬於身心症的範圍。」**身心症，就是在發生、發展的過程中，心理情緒因素占了絕大部分原因的疾病**。趙穎的所有症狀，都是在心理情緒因素的作用下出現的，半年來她各方面的變化，就是衰老加速的表現。

我用了疏肝解鬱、和胃化濁、安神定志的方法。兩個月後，她的月經正常了，便祕問題解決了，脫髮減少了。但眼角的皺紋和黃褐斑卻沒有消退，直到現在，十幾年過去了，依然「穩若泰山」。無情的歲月給她留下永久的痕跡。十倍的薪水，也讓她的生理和心理，付出相同的代價。

那應當是趙穎最後一次來找我看病，她問我：「老師，您一直說我的便祕，是由於緊張、生氣、鬱悶等負向情緒所導致，可是我女兒十三歲，上初中二年級，也有便祕的困擾，難道這個年紀的孩子，也有情緒問題嗎？」

# 大道至簡，三招解救紊亂的消化系統

對於負向情緒引發消化系統的功能紊亂，我介紹一個簡單有效的腹部按摩法，也可以叫揉腹法。

在保暖的前提下，脫衣鬆褲，正面仰臥，枕在矮枕上，兩腿伸直，全身放鬆，凝神靜慮，意念專注，調勻呼吸，舌抵上顎，意守丹田（肚臍下三寸）。

**第一節：**雙手搓熱後，交叉重疊按壓在肚臍部，然後雙手順時針旋轉揉腹，從小圈漸漸向外擴大，直到大圈上至劍突，下至恥骨聯合，再逐漸縮小至肚臍部，共旋轉按摩五十次。然後逆時針方向揉腹，仍然由小圈至大圈，再由大圈至小圈，也是五十次。

**第二節：**雙手重疊按壓在劍突部，沿著前正中線的任脈，向下推按至恥骨聯合處，如此動作二十一次。雙手分開，分別按在左右肋弓處，然後兩手同時向下推按至髂骨處，也是二十一次。

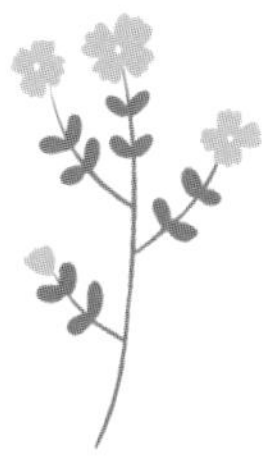

**第三節**：雙手放在身體兩側，全身放鬆。吸氣時肋間肌不動，腹部慢慢隆起，膈肌下降，把胸腔的縱徑拉大，空氣進入體內。呼氣時肋間肌仍不動，腹部慢慢凹陷，膈肌上升，胸腔縱徑縮短，空氣排出體外。呼吸儘量做到細、靜、勻、長，不喘不急不促不粗，每分鐘四～六次。這種腹式呼吸維持十～二十分鐘即可。

如果說第一節、第二節是用手來按摩胃腸的話，那第三節就是利用腹肌的收縮和舒張來按摩胃腸，因此我也把這種腹式呼吸法，歸屬於腹部按摩的方法之一。

可以在睡覺前、起床前進行，也可以想做就做。有病者治病，無病者保健，不僅能直接調理胃腸功能，還可調節心理情緒，促進安眠，甚至可以改善所有精神疾病和身心症的症狀。真可以說是，腹宜常揉，百病皆消。

不要小看這麼簡單的養生方法，只要持之以恆，鐵杵磨針，滴水穿石，一定會有讓你驚喜的效果。

Chapter

# 4

# 關愛女性的特殊時期

月經、妊娠、產後、哺乳，也包括更年期前後，
都是女性特有的生理時期，也是她們身體虛弱、心理脆弱的當下，
如果在此時有生氣、憤怒、驚恐等負向情緒出現，
則傷害會遠遠大於其他時候。

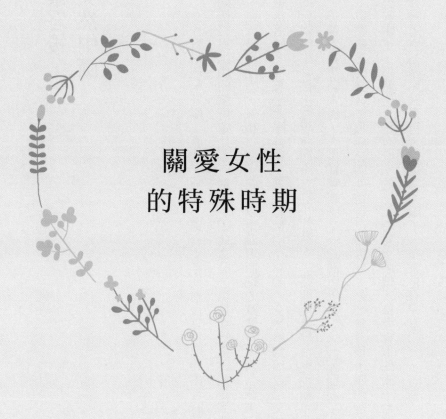

## 悲傷暴怒後，月經突然中斷

女性有月經、妊娠、產後、哺乳，還有更年期前後等特殊的生理時期，在這些日子裡，各種負向情緒對她們的傷害遠比平時嚴重，因此這時，也是女性更需要得到關愛的時刻。

這天是星期六，風和日麗，在北京東四環南端的歡樂谷，六七個來自某大學的女生，興高采烈地排著隊，等著坐太陽神車。其中有個叫小蘭的，突然看到與自己交往一年多的男友，牽著一個四五歲的小女孩，旁邊還跟著一位年輕女子，在面前走過。只聽那個小女孩童聲童語地問：「爸爸！爸爸！我想騎大馬，大馬在哪裡呀？」那個男人說：「就在前面，一會兒就到了。」

這麼熟悉的聲音，眼前分明就是自己的男友，怎麼會有孩子叫他爸爸呢？霎時間，小蘭明白自己被騙了，這個男人是有家室的，頓時怒火中燒，像發瘋似的衝下台階，一把揪住那名男子，厲聲喝道：「好你個張勇，你這個大騙子，原來是有家室的人。」

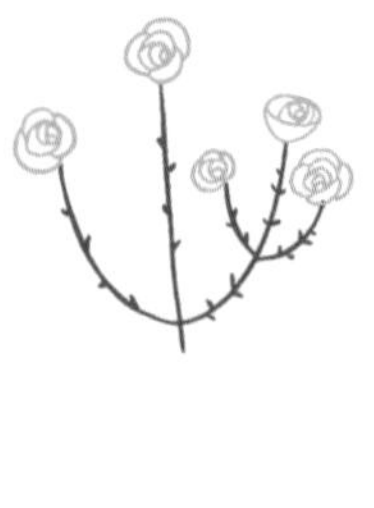

那個男子愣了一下，隨後吃驚地說：「啊呀！小姐，你……你認錯人了，我不叫張勇，也從來沒有見過你，你快走吧。」「誰是張勇？別血口噴人！」這時旁邊的年輕女子也說話了，「你放手！他不叫張勇，他是我老公，你是什麼人？」小女孩也不住地喊：「爸爸！爸爸！快走，快走！我要騎大馬！」

小蘭當時氣得一口氣上不來，就昏了過去。同學們見狀，趕緊過來抱住她，有的掐人中，有的按內關，有的拍胸脯，七手八腳折騰好一陣子，小蘭總算醒了過來，接著開始失聲痛哭。大夥兒再找那一家三口，早已不見蹤影。

這究竟怎麼回事？還要從頭說起。小蘭，二十二歲，從四川來到北京念大學，現在大四。一年多以前，在網路上認識一個男朋友，談文學、談藝術、談攝影、談收藏、談茶道，很是投緣，一個多月後，他們決定相約見面。這一見面，就把小蘭吸引住了，小夥子一百八的身高，白淨臉龐、濃眉大眼、高挺鼻梁……一口純正的北京口音，典型的帥哥一枚。

他自稱張勇，還給她看了身分證。女孩一見傾心，以為找到心目中的白馬王子。而且小夥子出手闊綽，每次約小蘭見面，都會帶她去高級餐廳吃飯，還不時送她一些化妝品之類的小禮物。張勇告訴小蘭，自己開了一間廣告公司，生意不錯，也不太忙，雖然以前交過幾個女朋友，只是脾氣、興趣不相投，都沒有成功。快四十歲了，還是孤家寡人，這次遇見小蘭，直說幸運。

就這樣，兩人開始交往，每周都要相聚兩三次。但張勇從來沒有帶小蘭在外過夜，也沒有帶她回家見父母或家中其他人。這些都未引起小蘭的懷疑，只是認為相戀時間不長，時候還早。

周五這天傍晚，按照慣例，小蘭要去摩鐵和張勇相聚，可是早晨起床後發現月經提前來了，於是發個訊息告訴張勇：「來事了，今天不能約會，一周以後再見吧。」

周六上午，和同學們一起結伴到歡樂谷玩，就發生開篇的那一幕。好友們見到小蘭痛不欲生，也就沒有心思再玩，一起陪她回到學校。當天下午，小蘭的月經就完全中止，同時出現小腹墜痛，兩脅、乳房、兩眼脹痛，頭痛等一系列症狀。她氣憤、委屈，身體和心理都十分難受，多次打張勇的電話都是關機。這一夜，無法闔眼。

周日整整一天，小蘭都在身心糾結中度過，月經還是沒有，小腹、兩脅、乳房、眼睛憋脹難忍，頭痛如劈，又增加了肝區疼痛。

周一下午，在同學的陪伴下，小蘭來到我的門診。聽完她的敘述，我告訴她，女子月經的正常來潮，和肝、腎、任脈、衝脈、帶脈等多種臟器和經脈，有著密切關係，尤其是成年以後，和中醫所說的肝牽連最深。

## 開車受驚嚇，閉經找上門

女孩二十四歲，某大學研究生，因閉經一年半來求診。我問：「莫名其妙就閉經了嗎？」她說：「以前我的月經一直正常，一年半以前，我拿到駕照，爸爸幫我買了一輛漂亮的別克。當時我的課業不重，論文也還沒有開始寫，所以每天開著車到處繞。

「那天是我月經來的第三天，午飯後，我在路上開車，發現前面那輛白色麵包車開始搖搖晃晃，心想司機可能喝醉了，還是離他遠一點好。剛想到這裡，還沒來得及減速，麵包車就一頭撞上高架橋的柱子，左側車門反彈飛起來，似乎是從我的鼻尖飛過去，『碰』的一聲，就砸在我的後車廂上。」

「這一驚非同小可，我猛地一踩煞車，車停了，離事故車只剩下幾公分的距離。我嚇出一身冷汗，同時小便失禁，全身綿軟，完全沒有力氣打開車門下車查看。後來警察來了，我才知道前

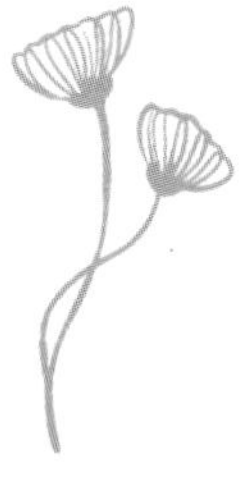

面的車子的確是酒駕。打電話請爸爸趕來把車開回家，當天月經就停了。以往都是五六天才乾淨的，這次受到驚嚇，不到三天就沒了，從那以後到現在一年半，再也沒有來過月經。」

這又是一個經期負向情緒過激，導致月經失調的例子。

任何一種情緒，都會導致細胞、內臟、血管、內分泌、免疫機能等人體的生理活動發生變化。特別是在女性特殊的生理時期，生氣、憤怒、驚嚇等激動情緒，都可能會導致不良後果。這個女孩，在經過中藥的調理和治療後，月經當然已恢復正常。

# 負向情緒是女性特殊時期的無形殺手

張林四歲時，父母因感情不睦而離異，他跟著媽媽，母子相依為命。一直到張林念大學前，都是媽媽摟著他睡覺。張林考上的大學在郊區，為了方便管理，校方規定學生必須住校。

張林搬進宿舍後，媽媽鎮日牽腸掛肚，只要他一天不打電話回家，媽媽就會惦記，擔心、焦慮到寢食不安、胃痛腹脹、心煩失眠的地步。只要周末兒子回家，她就可以安心睡上一晚。張林是個孝子，大學畢業後，不敢到遠的地方上班，就在家附近找了一個設計裝潢的工作，天天可以回家吃午飯，於是媽媽的失眠焦慮也就漸漸痊癒了。

張林投入職場後，先後交過幾個女朋友，都因為媽媽不同意而告吹。一晃快四十了，後經人介紹，認識了二十九歲、畢業於某師範學院音樂系的楊芳；她在一所中學當音樂老師，人長得漂亮，工作又很輕鬆，薪水卻不低，再加上課餘時間教小朋友鋼琴，收入更多。這次媽媽沒有再反

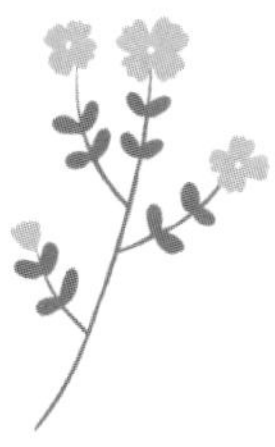

對，同意他們交往，兩人戀愛一年，就結婚了。

張林雖然娶了老婆，但新婚夫妻還是和媽媽住在兩房一廳的屋子裡。不久，婆媳關係就緊張起來，讓他左右為難。

婚後半年，楊芳懷孕了，丈夫自然陪她的時間多一些，可是婆婆常常指桑罵槐，說什麼「大男人不要被狐狸精迷住了」一類的難聽話。楊芳在心理上受到極大的傷害，生氣鬱悶，又不能發作，只好悶在肚子裡，於是情緒低落，精神憂鬱，天天偷偷地以淚洗面。

她的孕吐特別強烈，幾乎吃不下任何東西。到懷孕近五個月時，已經明顯感到胎動，但她的體重不僅沒有增加，反而在下降，並且出現心慌心悸的情形。心率在安靜狀態下，每分鐘一百次左右，只要稍稍活動，就會達到每分鐘一百二十～一百四十次，全身一點力氣都沒有，以致完全不能到學校上班上課。由於她的心慌心悸特別厲害，婦產科就將她轉到其他科室檢查，被診斷為甲狀腺機能亢進。

甲狀腺機能亢進，簡稱甲亢，是很常見的內分泌疾病。我在臨床見到的甲亢病人，其發病誘因，幾乎都和焦慮、緊張、鬱悶、生氣等負向情緒，或者和工作生活壓力太大有關；毫無疑問，甲亢屬於身心症的範疇。尤其是在懷孕期間，孕婦的內分泌發生變化，甲狀腺機能和平時相比，就可能稍微旺盛一些；如果再受到負向情緒的持續刺激，那出現甲亢的機率，自然會提高。

由於甲狀腺機能亢進，孕婦的代謝旺盛，能量消耗就會增加，但由於孕吐不舒服，吃不下東西，就導致入不敷出，體重下降，營養不良，可能直接影響到胎兒的發育。

更糟糕的是，治療孕婦甲亢很棘手，稍有不慎，胎兒就會受連累。所以內分泌科的醫生，幾乎不敢開什麼藥物，只是建議她回婦產科檢查，隨時監測胎兒的發育情況。就這樣，楊芳又從內分泌科轉回婦產科。

婦產科檢查的結果是，胎兒與正常月齡者相比要小很多，推算的體重也和月份不符，說明他有嚴重的營養不良。楊芳聽到這樣的回答，心中更加焦慮不安，以致徹夜難眠。婆婆卻冷言冷語地說：「懷個孩子有什麼了不起，哪有那麼嬌氣的人！」

查出甲亢後大約一個月，楊芳就感覺不到胎動了，再到醫院檢查，醫師說孩子已胎死腹中，需要手術引產。這個消息猶如晴天霹靂，楊芳徹底崩潰了。住院做了引產手術，已經死亡的胎兒竟然還是個帶把的，這可把兩夫妻給心疼壞了。

是誰扼殺這個還沒有出世的小生命？直接的凶手就是楊芳的負向情緒，即孕期生氣導致甲亢和劇烈的孕吐反應，致使母子營養不良，造成悲劇。所以我們把生氣等負向情緒，說成是女性特殊生理時期的無形殺手，一點都不誇張。

楊芳出院後，就堅持和張林離婚，如果他不肯，就一定要搬出去住，不再和婆婆一起生活。

但張林卻認為，媽媽把他拉拔長大不容易，萬一搬走了，老太太就會憂鬱焦慮。於是，小倆口最終還是簽字各奔東西。

離婚後，楊芳運用中西醫結合的方法，沒多久就治癒了甲亢。但憂鬱和焦慮仍然伴隨著她，導致其情緒低落、思維遲鈍、興趣缺缺、全身乏力，而且月經紊亂，經量極少，在一定程度上影響到她的工作。

有一天，她來找我看病，當我的學生問到起病的誘因時，她聲淚俱下地敘述了上面的故事，跟我見習和實習的學生無不為之惋惜。好在經過三個多月的治療，她的憂鬱焦慮症狀基本消失，半年後月經也恢復正常。

再後來，不記得過了多久，楊芳帶著一個小帥哥來門診，因為他咳嗽經久不癒，西醫診斷為變異性哮喘。楊芳興奮地告訴我，這是她新交的男朋友，從她臉上洋溢著甜美和幸福的笑容，我知道她找到了真愛。

# 坐月子生氣，百分之百會「中獎」

在中國，婦女生小孩後需要一個月的休養，叫坐月子。在月子裡，產婦氣血不足、身體虛弱、免疫機能低下、心理脆弱，還需要為寶寶哺乳，夜間常常睡不好，所以更需要注意保持心情舒暢，情緒穩定。**一旦月子裡生氣、著急、鬱悶，幾乎百分之百會「中獎」（引發各種疾病）**。

有一個鄉村婦女，雙側乳房出現乳腺增生，又有子宮肌瘤和甲狀腺結節，應當說這三種疾病，都和內分泌失調有關；而內分泌失調，又常常和長期生氣鬱悶、情緒不佳有關。

她丈夫排行老么，兄弟五個；四個哥哥陸續娶老婆後，嫂子生的都是女孩，還有的連生了三個。等到他們結婚，丈夫對她說：「你一定要給我生個男孩，否則我們家的香火就斷了。」

好不容易懷胎十月，還是生女孩，老公的臉色很難看。生產期間，公婆根本都沒有來看她和孩子，這就憋了一肚子氣。出院後，夫妻倆住的地方和公婆只隔一堵牆，如果大聲說話，隔著牆都能相互聽見。從醫院回家不久，公婆院子裡養的一頭母豬，就下了一窩小豬，有公的，也有母的。一天早晨，只聽婆婆在隔壁大聲對自己的丈夫說：「老五呀，我養的豬都能生出公的來，你們兄弟養的人，怎麼就生不出一個帶把的呢？」

聽到這些話，當時就快把她給氣瘋了，整個月子鎮日以淚洗面。首先是沒有奶水，儘管丈夫找醫生開了催乳的處方，但是一點作用都沒有，從此乳房就出現很多硬硬的疙瘩，或者條索狀的東西，被診斷為重症的乳腺增生，吃藥都無法改善。產後惡露一直不暢快，似有似無，小腹墜痛難忍，而且身上一陣冷一陣熱，醫生說是瘀血發熱。一直過了六十多天，這些症狀才慢慢消失。

產婦分娩後，隨著子宮蛻膜，特別是胎盤附著物處蛻膜的脫落，包含血液、壞死蛻膜等組織，經陰道排出，稱為惡露。惡露持續的時間因人而異，短的只有十四天，長的可達六周，平均約為二十一天。這個病人的寒熱症狀和惡露不暢，長達兩個月，顯然是不正常的。

病人接著敘述，之後再來月經時，經量越來越大；兩年後每次來月經，都會量大到全身無力、嚴重貧血的地步，到醫院檢查說是有多發性子宮肌瘤，建議立即手術摘除子宮。而且，這一年還發現脖子疼、變粗，原來是甲狀腺結節在作祟。由於月子裡生氣過度，嚴重的乳腺增生、子宮肌瘤、甲狀腺結節就這樣形成了。**月子裡生氣帶來的不良後果，對一個女性來說，實在是難以承受之重。**

# 氣血失和，身體多處疼痛難平息

我們再來看另一位女士月子裡生大氣的後果。她也來自外地，高高的個子，看起來身體很強壯，今年五十二歲，從表面上基本看不出這是一個病人。她一見到我就說：「郝老師，我是您未曾謀面的學生，為了治病，我已經在網路上學習過您講的課程，見到您就像是見到久別重逢的老師，有很多問題和疑惑想要請教。」

她告訴我，年輕時原本是排球選手，身體素質一直很好。十七年前生完小孩，在坐月子期間，媽媽過來照顧她。先生是一家外企的高級主管，在國外生活了很多年，觀念裡充滿和中國傳統相抵觸的地方。例如他就不贊同生過小孩之後，要坐月子這種說法，還說國外婦女生完小孩，幾天後就可以上班。

再加上孩子出生後沒幾天，因公司業務需要他到國外出差，這樣就引起丈母娘的懷疑，為什

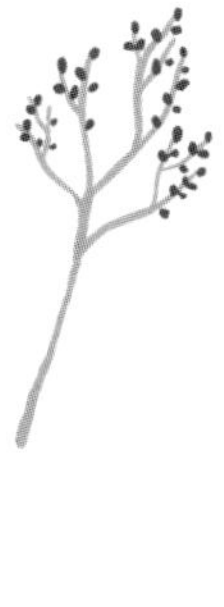

麼要在女兒坐月子期間出國呢？是不是在國外另有家室？還說女兒真傻，女婿要不是外面有人，怎麼會在這麼重要的時間出差？害得小倆口真的吵了起來，甚至差點毀掉他們原本幸福美滿的婚姻。好在丈夫及時讓步，決定留在家裡。

雖然生活平靜下來了，但遺憾的是，她的身體卻出現很大的麻煩。一是兩脅疼痛，從裡往外隱隱作痛。我說這是氣滯肝經，伴有肝血瘀滯。她說針灸過後會好一陣子，但沒有多久又會疼。而且只要有點事情一著急，馬上就疼。

二是身體開始出現多處腫痛，早上起來是頭面部和上肢腫，下午則是腿和腳腫，但這些腫又按不出坑。左臂腫得最嚴重，明顯比右臂要粗，在腕關節處能看到一個明顯的腫塊，並伴有壓痛。到醫院檢查，並沒有發現內臟方面的病變，醫師也不能解答腫脹和腫塊到底是怎麼回事。

我說這是氣滯之後，影響了三焦的代謝。

# 守護生命不可或缺的三焦

古人起了「三焦」這個名字，就已經告訴我們它的功能。元朝戴侗寫了一本《六書故》，提到「焦，燔之近炭也。」意思是把食物或者物體，燒烤到接近碳化的程度。這個過程也就是物質轉化、能量轉換的過程。

「三」在中文的第一個意思是多。請三思，就是請多次反覆思考。**而「三焦」第一個意思，是人體多處具有物質代謝、能量轉換的場所，如每一個細胞、每一個器官，因此人體處處是三焦，無處不三焦。**但在中醫的經典著作裡，沒有這樣的詞彙來講解三焦的功能，而是說，三焦是水火氣機的通道，是氣化的場所，是元氣之別使。

水是物質的，中醫說的元氣和火，就是熱量和能量。語言表述古今不同，意思是一樣的。所以這位女士的四肢和頭面按不出坑的腫痛，就是細胞代謝不暢，也就是氣機不暢之後，三焦代謝不暢，水濕痰濁等代謝產物停滯的表現，用舒氣化濁、暢達三焦的方法就可以改善。

當然，「三」在中文另外一個意思是數字。上焦如霧，中焦如漚，下焦如瀆，是說上部心肺的代謝特徵，是布散營衛之氣，宣達五穀營養的精華，如霧露瀰漫一般；中部脾胃，是一個大的發酵池，腐熟水穀，分別清濁，化生營養；下部大腸膀胱等，就像汙水處理廠，排汙泄濁。上中下三個部位的物質代謝、能量轉化特徵，合起來也叫三焦。

可是這位女士說，她還有一個最為痛苦的症狀，就是四肢的關節肌肉都痛得十分厲害；平時就疼，遇冷或者風就更痛。尤其是十個手指關節，絕對不能碰涼水、吹冷風，夏天只要在有冷氣的房間就必須戴手套，不戴就會疼痛加重。如果伸手進冰箱拿東西沒有戴手套，那後果就更嚴重了，手指會痛到不能忍受。

去了多家醫院，看了很多醫生，已經記不清抽了多少血去化驗，但就是查不出問題所在。只確定不是風濕和類風濕，也非痛風，沒有合適的藥物可以治療。扎針、放血、拔罐、刮痧、推拿都試了，也用過各種吃的、泡的藥，手都快練成鐵砂掌了，可是疼痛依舊不見好。

平時疼痛加重不能忍受的時候，只能用艾灸，但手指都熏黃了，也僅是暫時緩解，嚴重影響她的正常工作和生活。不得不關閉她親手創辦的公司，遣散和她共同奮鬥近十年的幾十名員工。至今兒子已經十七歲，她的病也整整十七年。這些年的時間基本都消耗在看病上，並由此開始學習中醫，看了大量的相關書籍，也在網路聽過多遍我講課的視頻，決定從外地來北京見見我本人。

她問我：「四肢、頭面的腫脹可以用三焦代謝不暢來解釋，那肌肉關節的疼痛呢？」我說：「任何一種情緒的波動，都會導致細胞、血管、肌肉、器官的功能發生改變，你在坐月子期間生了大氣，導致血管、肌肉收縮和舒張調節的功能失調；遇到寒涼或者冷風，正常人都有自動調節適應外在環境的能力，而你的這種能力已經失調或者下降，不僅無法調節，反而出現血管、肌肉的收縮痙攣，於是產生難以忍受的疼痛。這在中醫上叫做氣血失和或是營衛失和。」

她的病情十分複雜，既有肝氣鬱結，又有痰水留滯，還有營衛不和，再來就是情緒不穩，心煩失眠，這是心神不寧的表現。於是我組合了舒肝、通絡、化濁、寧神的中藥複方給她服用。

幸虧她的基礎體質不錯，年輕時曾經是專業的運動員，更為關鍵的是嚴格遵守醫囑，控制情緒，不生氣，不動怒。不到兩個月，手疼身痛的症狀就緩解了，半年後身腫也完全消失，睡眠正常，情緒穩定。

她的感受是，藥物並不是立竿見影出現效果，而是發現自己的心情平靜了，遇到過去一定會生氣的事情，現在居然不氣了，而且能夠運用理智去處理，去化解。就在不知不覺之中，忘了戴手套進冰箱拿東西，手竟然不怕冷了，不痛了，也可以用冷水洗衣服。這些變化，連她的丈夫都感到不可思議。她興奮地說：「原來我以為要痛苦一輩子，真沒有想到居然還能夠治好。」

月經、妊娠、產後、哺乳，也包括更年期前後，都是女性特有的生理時期，正是女士們身體虛弱、心理脆弱的當下，如果在此時有生氣、憤怒、驚恐等負向情緒出現，則傷害會遠遠大於其他時候。

各位女性朋友，為了自己的健康，為了使愛你的人心安，為了你的家庭和一生的幸福，請在特殊的生理時期，一定要控制情緒，穩定心理。而家中和辦公室的所有成員，對這段時間的女性，更應關愛和包容。

Chapter

# 5

# 恐懼與焦慮比病毒更可怕

自己的潛意識、樂觀情緒以及戰勝疾病的自信心，
才是解放自調機能的關鍵，也是使身體得以康復的大藥。

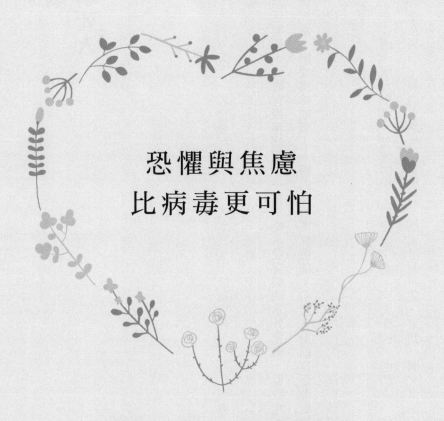

# 惡作劇竟然嚇死人

人們常說：「真是嚇死人了。」人到底能不能被嚇死？人為什麼會活活嚇死？人怎樣才能不被嚇死？以上這些問題或許很可笑，甚至無聊，但仔細想想，其實這是關乎生死的嚴肅提問。**人被活活嚇死，大概有兩種情況：一是不能承受突然的意外驚嚇，導致立即死亡；二是持續被恐怖情緒刺激，造成精神崩潰，人體的調節機能癱瘓，引起多重器官逐漸衰竭而死亡。**

美國的《生物心理學》雜誌，曾發表過心理學家克拉特的一篇實驗報告，其中提到一則涉及法律訴訟的案件：

在美國一所大學裡，有幾個學生想要惡作劇。一天深夜，他們將一位事先毫不知情的朋友突然裝進布袋中。幾個人誰也沒有說話，抬起這個布袋，來到一個火車站的附近。他們選擇一段早已廢棄的鐵軌，將這位可憐的朋友橫放其上，然後蹲在一旁，等著看笑話。

就在這個時候，不遠處傳來火車行進的隆隆聲，只見鐵道上的可憐蟲開始拚命掙扎。他完全不知道他躺的這條鐵軌已經廢棄，火車只是從他身旁通過而已。隨著火車越來越近，地面和鐵軌的震動也越來越劇烈。幾個惡作劇的大學生發現，當火車離這位朋友還有近一百公尺的時候，他反而突然靜止不動了。

列車帶著刺耳的呼嘯聲和金屬摩擦聲駛過，惡搞的一群人來到朋友身邊，打開布袋時發現，他們闖下大禍了——可憐蟲已經死了。這是一個不能承受突然的意外驚嚇，導致立即死亡的典型案例。

有心理學家認為，很多從高層建築上跳樓輕生的人，或是因事故而從高空墜落的人，其實在落地之前就已經死掉了，即因突發的意外驚嚇而立即死亡。當場被嚇死的個案並不少見；然因持續的恐怖焦慮情緒，最終導致精神崩潰，人體調節機能癱瘓，多重器官衰竭而死亡的，也大有人在。

# 對癌症的焦慮，遠遠大於疾病本身的傷害

二十世紀六〇年代，為執行把衛生工作的重點放到農村去的政策，各地醫學院校開始培訓農村醫生，當時稱為赤腳醫生。從小就嚮往這個職業的二十六歲農村青年小韓，經過推薦和選拔，在省城的醫學院進行了一年的培訓。他回到家鄉後，為父老鄉親們治病是兢兢業業，風雨無阻，除了各科的小毛病要做初步的診斷和處理外，還要負責接生和人工流產，是道道地地的全科醫師，深受民眾們的愛戴。

也許是因為長期勞累，體力精力消耗太大，也可能是接觸病人太多，小韓被致病微生物感染了。持續半個月天天發熱，伴有咳嗽，偶爾痰中還有血絲。但他依然堅持出診，結果有一次突然暈倒，不省人事。

等他醒來的時候，已經躺在縣醫院的病床上了。他看到架上的點滴，一滴一滴地流入體內，

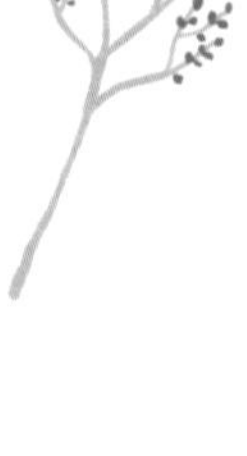

感到全身痠痛，極度乏力。滿臉愁容的妻子，正坐在床邊看著他。小韓環顧四周，三張簡易病床的病房，只有他一個病人。

不知過了多久，病房門被打開，村長進來看到小韓醒了，安慰他說：「小韓，你為了鄉親們的健康，把自己累倒啦，一定要好好休息。」隨後對小韓妻子說：「麻煩出來一下，醫生有事找你。」

妻子和村長出去了，小韓隱隱約約聽到醫生和他們斷斷續續的對話。「他得的是什麼病呀？」是妻子的聲音，聽得比較清楚。「我們先用抗發炎治療試試看……晚期肺癌不能排除……」這應當是醫生在回答，聲音很小。「不能排除」四個字，小韓聽得很模糊，但「晚期肺癌」四個字，卻猶如晴天霹靂，讓他心中一陣狂跳。

之前在省城醫學院的附屬醫院見習時，一個個晚期腫瘤病人痛苦離開人世的場景，霎時在他腦海一一浮現。猛然發覺自己一身冷汗，濕透了內衣。「我們村裡都依賴他給大家看病呀，請你們一定要把他救活。」這是村長在說話，聲音很大。「你們千萬不要把病情告訴他，他很容易緊張的。」另一個大嗓門的村民也搶著表達意見。自此小韓極度焦慮緊張，終日茶飯不思，徹夜難眠。

經過兩周的抗發炎治療，小韓的發熱退了，但咳嗽並沒有減輕，時時感到胸悶氣憋，甚至呼吸困難。他心中暗想，只有肺癌才會這樣，肺癌引發的咳嗽是無法減輕的。

出院回到家裡，街坊鄰居紛紛來看他。有的說：「好好休息，想吃什麼就吃什麼，不要在乎錢。」有的說：「大家還等著給你看病呢。」這些平常的話，在小韓聽來，都成了眾人知道他得絕症之後告別的話。他心想：「我肯定沒救了。從發熱咳嗽到現在，也才一個多月，體重竟然減輕十一公斤，從鏡子裡看，已經完全不成人形，全身一點力氣都沒有，連到廁所都走不動。不是癌症，體重怎麼能少這麼快？體力怎麼能消耗這麼厲害？」

經過幾天極度恐懼焦慮之後，他冷靜下來，對妻子說：「咱們還沒有孩子，我走後，你再找一個好人家嫁了。對不起，我不能陪你白頭到老。」

他的妻子其實並不清楚小韓到底是不是癌症，雖然縣醫院的醫生曾經告訴過她，要做好最壞的心理準備，晚期肺癌不能除外。但她今天卻明顯地意識到，丈夫是在交代後事，他自己是學醫的，肯定清楚得了什麼病。於是她再也控制不住情緒，第一次當著小韓的面失聲痛哭。

小韓見妻子哭成這個樣子，心裡更肯定自己得了絕症的判斷，「一定是醫生有明確的告知，否則她為什麼這麼傷心呢？」從此小韓的心就徹底絕望了。

又過了幾天，小韓認真地對妻子說：「我在省城學習的時候，醫學院非常缺少大體給學生練習。等我死了以後，請村長和學校聯絡一下，把我送進醫學院的解剖室，讓學生們有機會看看，奪去一個人生命的腫瘤究竟長什麼樣子，也讓我為醫學教育做最後一點貢獻。」

從此小韓除了偶爾喝一口水，就再也吃不下什麼東西了，而且全身無力，大小便都是躺在床上，由妻子照護。兩周後，因全身機能衰竭，他平靜地離開人世。從發熱開始到生命結束，剛剛滿兩個月。

村長依照他的遺言，把他的大體送到省城的醫學院，並特別對解剖教研室主任交代了小韓的最後心願。半年以後，小韓妻子收到醫學院解剖教研室主任的來信，信中說，在小韓的身上沒有找到任何腫瘤，肺部的發炎基本上已痊癒。從解剖學的角度來看，他的死因不明。

小韓的妻子和鄉親們總想不明白，好好的一個人，沒有癌症，怎麼兩個月就死了呢？我告訴大家，他是被自己持續對癌症的恐懼情緒給活活嚇死的！

其實這樣的例子屢見不鮮。有報導說，一個平日看起來很健康的人，偶爾去做個健康檢查，結果發現癌細胞，第二天，就起不了床，不超過三個月，竟醫治無效死亡了。因為人們都還認為得癌症就等於判死刑，只不過緩期執行而已。當醫生把這位死去的患者解剖後才發現，所謂的惡性腫瘤竟然是誤診。也就是說，他是被癌症嚇死的。

現在國內外醫學界許多專家都認為，腫瘤病人的死亡，一部分是不治療或過度治療致死，一部分是自己嚇死，最後一部分，才是真正因為腫瘤的發展說掰掰。

在國際上，醫學研究人員已經確認，病人對於癌症的診斷和治療，所引發的慢性、持續性的焦慮，其健康損害要遠遠快於並大於癌症本身。

## 極度恐懼導致精神崩潰

有一個心理學上非常有名的實驗。印度幾位心理學家，想知道心理暗示的威力究竟有多大，於是費盡九牛二虎之力，說服警察局和法院，幫助他們找到一個判了死刑即將被執行的罪犯。這是一個很殘酷的實驗，因為可能會把人活活嚇死。

這幾個心理學家和員警商定好實驗模式，就是把罪犯帶到一間光線昏暗的屋子裡，並鄭重地宣布：「根據你所犯的罪行，高等法院X字第X號判決書，已經確定你的死刑，今天我們根據法院的判決要來執行死刑，方式是讓你的血流乾至死。」

法警把罪犯捆在床上，將其手臂伸出床外固定好，並將他的視線用板子隔開。化裝成醫生的心理學家，拿著一把明晃晃的手術刀，伸到罪犯眼前說：「我現在就用這把刀切開你的動脈血管。」說完就用鋒利的手術刀，在他的手腕處劃了一下，犯人立刻感到一陣疼痛，一股熱血從自己的手腕部流出來。

隨後他聽到自己的血滴在金屬盆中，發出恐怖的滴答、滴答聲。旁邊幾個化裝成醫生的心理學家還不時說：「有三百多毫升了。」過一會又說：「已經小半盆了。」犯人的臉色越來越蒼白，過沒多久，呼吸就越來越微弱。不到兩個小時，犯人死了，真的死啦！他面色蒼白，嘴唇和指甲毫無血色，全身冰冷綿軟，解剖後發現，與大失血休克死亡的屍體情況完全一樣。

事實上，實驗者並沒有劃破罪犯的動脈血管，只是劃傷了皮膚的毛細血管。人體的毛細血管斷裂後，血液中的血小板會在出血部位自動凝集，這樣的出血狀況，很快就會自行停止。

罪犯聽到自己的鮮血滴在盆子裡的聲音，只是心理學家和法警，在床邊放了一個金屬盆，用事先已經準備好的滴漏，將水一滴一滴地滴到盆子裡。而犯人在短短時間內，由於極度恐懼，精神崩潰，活活被嚇死了。

實驗過後，心理學家大惑不解：這個罪犯到底是怎麼死的？究竟算是他們執行法院的命令而把他處死的呢，還是因為他的精神崩潰而嚇死的呢？是他殺，還是自殺？

第二次世界大戰時，法西斯的醫生也做過同樣的實驗，被測試者在兩個小時內被嚇死，死後的狀況驚人的相似。只不過被測試者不是死刑犯，而是無辜的平民。

# 人被嚇死，非毫無根據

幾十年前，國外一家物流公司的司機，正在清潔一台大型冷藏車，突然一陣大風，把車門關死了。冷藏車是運輸冷凍食品的，裡面沒有設計打開車門的裝置。那個時候還沒有手機，這家物流公司的工作人員又極少，當天沒有人知道他被關在車子裡。

等到第二天要裝貨時，才發現這個人已經凍死在車裡，他全身僵硬冰冷地躺在車內地板上，面部完全是人被凍死時的特異表情。人們在車內地板上，發現這個人歪歪扭扭地寫下三行遺言。第一行，寒冷已經凍僵我的雙腿；第二行，寒冷已經侵襲我的腹部；第三行，寒冷即將凝固我的心臟，親人們！朋友們！永別了。這顯然是描述他在低溫的冷藏車裡，被凍死的全過程。

一陣忙亂後有人發現，這台冷藏車裡，靠蓄電池來供電的冷凍設備，根本就沒有啟動。而當天夜裡的最低溫是攝氏十五度，根本凍不死人。那他是怎麼死的？當車門被關上之後，黑暗之中

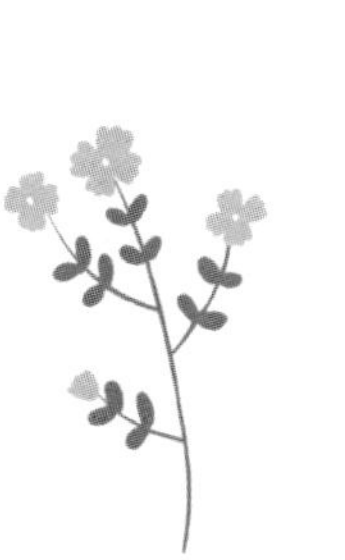

完全亂了方寸，極度恐懼和焦慮，使他連冷凍設備是不是有啟動都忘了去思考，就這樣自己把自己活活嚇死。

這樣的案例，屬於持續的恐怖情緒刺激，導致精神崩潰，自我調節機能癱瘓，多重器官功能衰竭而死亡。

毫無疑問，人是會被嚇死的。**所以大家常說的「嚇死人了」，並不是毫無根據的。**

醫學研究者發現，突發的意外驚嚇，是對人的精神的一種極其強烈刺激，這種強烈刺激會使人體內的交感神經產生巨大反應，大腦迅速下指令，讓腎上腺分泌大量的腎上腺素。

腎上腺素是人體應急的「勇士」，也可以叫作應激激素（壓力荷爾蒙），當然還有一些和腎上腺素作用類似的應激激素產生。它們進入血液後，會使心跳加快，血液循環加速，血壓升高，為身體提供充足的血液，促使肌肉快速伸縮，以便做出逃避危險的行動。這一系列的自動反應，在醫學上稱應激反應。

如果腎上腺素和同類應激激素太多，血液循環過快，就會像洪水泛濫或是海嘯一樣，衝擊心臟和全身，使心肌纖維撕裂，心臟出血，心室發生顫動，導致心臟突然停止跳動而死亡。這在中醫上籠統地稱為「驚則氣亂」，即氣機逆亂，閉塞清竅而死亡。

國外醫學研究人員，在解剖被突然驚嚇導致立即死亡的大體時發現，死者的心肌細胞，均受到不同程度的損壞，心肌中夾雜許多玫瑰色的血斑。如果反應發生在腦部的主要部位，就會因為血管痙攣而出現急性梗塞，也會導致死亡。這就是人會被嚇死的原因。

大量的腎上腺素等應激激素，絕大多數時候，對人體是有害的，當它們積累到一定程度，除了上述會損害心肌細胞外，還會影響肺、肝、腎、胃腸等內臟器官，前面所說的斷腸人、腸穿孔、闌尾穿孔等，也是同樣的道理，只不過這些器官的受傷，還不至於讓人立即死亡而已。

Chapter

# 6

# 壓力
# 是皮膚病的根源

儘管皮膚病多種多樣、千奇百怪，
原因涉及遺傳、環境、飲食、藥物、其他疾病等多方面，
但保持心情的輕鬆愉快、情緒的平穩淡定，
是促進所有皮膚病的好轉和防止其復發最有效的方法。

# 脂肪瘤神奇地減少了

愛美之心，人皆有之。如果一個人罹患各種各樣的皮膚疾病，尤其是長在臉上，或者身體其他容易暴露的部位，可是一件很令人煩惱的事。但大家知道嗎？許多皮膚病的形成、發展、加重、減輕，居然也和情緒有著密切的關係。正因為如此，在治療上才特別困難，於是醫學界就流傳「外科不治癬，內科不治喘」的說法。這裡的癬泛指皮膚疾病，意思是說皮膚病和哮喘病都是難治之症，因為醫生可以治你的病，但控制不了你的情緒呀。

一位年富力強的教授級高階工程師，在肚臍左下方，有一個網球大小的脂肪瘤。他曾經到皮膚科就診，醫生看過後，建議手術摘除。不過他又說，如果不影響日常活動，也可以不理它。於是，這顆脂肪瘤就陪伴主人二十年。

近三年來，他連續主持多項重大的自動控制專案之設計，工作任務緊、要求高、壓力大。他從小就是一個力求完美的人，對所有的事情都十分嚴格，甚至達到苛刻的程度。上下級的工作配合，常常不能使他滿意，於是他經常感到煩躁、失眠。

一天傍晚下班回家後，他覺得很累，全身不舒服，肌肉拘緊難受，就到樓下的按摩店做全身按摩。按摩師說：「先生，你的後背、肚子、手臂和腿上，長了很多的小脂肪瘤。」他自己一摸，真的到處都是脂肪瘤，有的像黃豆粒，有的像蠶豆大，也比較軟，但是這麼多，嚇了他一大跳。怎麼長在自己身上，自己卻毫無知覺呢？到底是什麼時候冒出來的呢？

第二天，他急忙到醫院皮膚科掛號。醫生說，個頭大的脂肪瘤可以手術摘除，但這麼多小的，不可能都清理乾淨，也沒有其他治療方法，反正不影響生活，就觀察看看吧。情急之下，他就找弟弟作陪，一起來到我的門診。他弟弟曾經是中醫藥大學的畢業生，只不過畢業之後沒有從事臨床治療的工作。他問我：「郝老師，你有沒有可以化掉脂肪瘤的藥方？」我說：「沒有，你還是另請高明吧。」

病人說：「先不管脂肪瘤了，反正皮膚科醫師說過，皮下的脂肪瘤要不了命。比較要命的是我這些日子睡不著，心煩氣躁，已經和主管吵過好幾架了，而且食慾不振，吃不下飯。你先幫我治治失眠吧，我只要睡好覺，情緒就能穩定，工作效率也就提高一些，感覺不這麼難受就行了。」

我看到他舌質很紅，舌苔很厚，張開嘴，臭氣熏人。這些現象，都是緊張焦慮的情緒，抑制自己的調節和代謝機能的表現。從中醫的角度來說，叫氣機鬱結，痰濁內阻，三焦不暢，心神不寧。於是我給他開了行氣、活血、化濁、安神的湯藥，之後每兩周複診一次。

連續治療三個多月後，他的失眠、焦慮、乏力諸證基本痊癒。令人意想不到的是，他全身除了幾個大的脂肪瘤沒有變化外，那些小的居然大多消失或者變得更小。

關於脂肪瘤的成因，現代研究一般認為，在患者體細胞內，存在一種脂肪瘤致瘤因子，在正常情況下，它處於休眠狀態，沒有活性，也就不會發病。

但在各種內外環境的誘因作用下，如過度勞累、情緒不佳時，就會導致身體抵抗力下降，免疫細胞對其監控能力降低，再加上體內慢性發炎的刺激、脂肪代謝異常等因素，使它活性增強，與正常細胞中某些基因片段結合，就形成基因突變，於是正常的脂肪細胞與周圍的組織細胞發生異常增生，導致脂肪組織沉積，從而形成脂肪瘤。簡單地說，這是自身的調節機能下降、代謝失衡的結果。

**透過藥物調控情緒，安神定志，提高病人自己的調節和代謝機能，應當是預防和治療脂肪瘤的途徑之一。**

## 鬱悶焦慮，使皮膚類澱粉沉積症頑固難癒

更令我和學生們感到意外的是另一例皮膚病病人。他是一個中年男子，從外地專程來北京看病，主訴皮膚病十幾年，久治無效，心情很是鬱悶。說罷就把上衣脫掉，我們看到他的後背和兩上肢的外側，布滿密密麻麻、粗糙發硬的黑色小疙瘩，而兩下肢的外側也全是這樣的情況，皮膚表面極度不平整。

跟我實習的學生們大吃一驚，因為這種病症，他們只在教科書上看過圖片，叫皮膚類澱粉沉積症，並沒有親眼見到過這麼嚴重的病人。

我沒有研究過這種疾病的治療方法，也很少見到這麼嚴重的病人，在治療上心中無數。既然心中無數，就不能不懂裝懂，於是直接了當地說，「我不是皮膚病的專家，請你退號，改掛皮膚科。」說著，我就在病人的掛號單上，寫下「請退號」三個字。

不料病人竟然回說：「你不會治皮膚病沒有關係，反正已經十幾年了，我還有其他毛病，看看你能不能治療？」我說：「你還有什麼不舒服的地方？」他說：「經常心煩著急、愛發脾氣、失眠多夢，遇事總是糾結，放不下，就連今天要來你這裡看病，昨天晚上就一直惦記著，能不能掛到號呀？能治不能治呀？一宿翻來覆去地想，就是睡不著。」我說：「心煩、焦慮、失眠，我可以試試看。」

我看了他的舌象和脈象。舌質很紅，是裡有鬱熱的表現；舌苔白厚，是體內有痰濕阻滯的特點；脈象弦細，乃氣鬱的徵兆。於是我開了舒肝氣、清心火、暢三焦（就是促進代謝）、化痰濁、安神志的中藥處方十四劑給他。

另外，還提醒他說：「服藥以後，覺得症狀有所減輕，身體和心理也舒服了，就可以在當地照方抓藥，繼續服用。中醫有一句話，叫『效不更方』，不一定要跑到北京找我，也可以找認識的醫生調方。如果沒有效果，或者有新的不舒服症狀再來掛號。至於皮膚類澱粉沉積症，你還是找皮膚科專家治療吧。」

對這個人的初診情況，隨著時間流逝，我也淡忘了。半年多以後，他來複診，一進診間就說：「醫生，你看看我的皮膚病，好得差不多了。」說著就把上衣脫了下來，兩臂都是光滑的皮膚，背部靠近脖子的部位，還有約手掌大小的一片黑斑，但顏色比較淺，兩下肢的狀況，也都恢復正常。看到黑斑，我才想起他確實來過，就是那個大面積皮膚類澱粉沉積症的患者。

我問他：「這是誰給你治的？」他說：「你呀！」「不對，我不會治這種病，你把處方拿來我看看。」我一看處方，根本不是直接治療皮膚病的，而是調整情緒的。「這方子你吃了多久？」「連續吃了半年多！」

這次輪到我吃驚了。「為什麼要連續吃半年？」他說：「我吃了兩周後，覺得很舒服，身上不發沉，有力氣，也好睡了。按照你說的『效不更方』，我就繼續吃。越吃越痛快，心不煩了，也不發脾氣了，遇事不再糾結。」

「以前總是不明白快樂的滋味，但吃著吃著，莫名其妙地心裡就會湧現高興的感覺。後來我就像吃飯一樣，離不開它了，天天想吃。不知不覺四五個月過去，一天換內衣，我老婆說，哎！你的手臂和後背的黑皮病範圍怎麼縮小了，顏色也淺了。就這樣，皮膚一天比一天好轉。我這次來找你，就是向你報告好消息的。」

我告訴他：「你的皮膚病不是我治好的，我的方子也不是治療皮膚病的，是你自己治好自己的。皮膚類澱粉沉積症，原因很複雜，有的與遺傳有關，有的與皮膚代謝失衡有關，有的與內分泌有關，更多的是綜合因素。人體本來就有很好的自我調節機能，只要它能發揮，即使健康出現偏差，也可以適時扭轉回來。」

「只是你長期處於緊張焦慮鬱悶的狀態，等於把自我調節機能抑制住了，結果就在代謝失衡的情況下，無法自癒修復。我用藥只是透過調理臟腑，調整你的情緒，想不到你的自我調節機能因此提高，促進了代謝、內分泌和血液循環，讓皮膚病得以好轉和痊癒。」

他恍然大悟：「我一直認為我的情緒欠佳，是由於皮膚病治不好的緣故。照您這麼說，皮膚病的產生和情緒不好有關係……我想起來了，我高中畢業參加大學考試那幾天，正好感冒發燒、頭痛、咳嗽，還拉肚子，帶病參加考試，落榜是可以預期的。從那之後，我的情緒就一落千丈，一直打不起精神，連第二年重考的力氣和信心都沒有。」

「就這樣，壞情緒持續了兩三年，就慢慢出現皮膚病，一直擴散到全身，久治不癒，於是更加鬱悶焦慮，不知不覺過了快二十年。我總是不明白自己為什麼會得到這種折磨人的病，現在知道了。看來我把它們之間的因果關係給弄顛倒啦。原本以為皮膚病好了，心情就會好，現在才意識到，情緒要先改變，皮膚病才能減輕或者痊癒。」

「是的，負向情緒抑制了你的調節機能，導致皮膚代謝紊亂，內分泌失調，皮膚病自然產生。而皮膚病的出現，使你的情緒更加糟糕，於是形成惡性循環，導致皮膚病頑固難癒。」

# 皮膚與神經，本是一家人

皮膚與情緒，為什麼會有這麼大的關係呢？

皮膚是包在肌肉外面的組織，覆蓋全身，保護身體，乃人體最大的器官，主要作用有三：

**一、屏障作用**：一方面防止體內水分、電解質和其他有用的營養物質流失，另一方面阻止外界物理性、機械性、化學性和病原微生物等有害物質侵入，保持體內環境的穩定。

**二、調節作用**：皮膚的汗腺透過自動調節分泌，參與人體的代謝過程和維持體溫。

**三、具有感覺和效應作用**：它是神經系統的感覺器，可以感覺冷熱溫度、各種壓力等，又是效應器，情緒變化、機械和化學性刺激，都能反射性引起血管的收縮和舒張，或汗腺的分泌，或立毛肌的收縮，所以精神情緒心理因素，可以直接在皮膚上產生效應。例如害羞激動時臉紅，恐懼緊張時臉色蒼白，暴怒狂怒時臉色鐵青，緊張焦慮時手腳甚至全身出汗，毛骨悚然是受驚嚇後

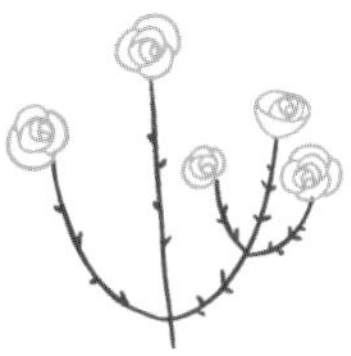

立毛肌收縮的表現。這都是皮膚對情緒變化的反應。

皮膚與神經系統本是一家人。人類胚胎發育早期，它們都源於一種叫外胚層的組織，所以皮膚的健康問題，是人體臟腑功能、氣血循環、代謝狀態和精神情緒變化的外在反應。

「我只是透過調節臟腑功能的方法，來改善你的心境和情緒。而你體內的醫生——自調機能，就開始發揮作用，修補你的坑坑洞洞。所以說，**真正的醫生不在醫院，而在你的體內；真正的靈丹妙藥不在藥房，同樣在你的體內**。就看每個人是否會利用這些特點，將其運用的淋漓盡致了。」病人很認真地點點頭，表示完全理解我所說的話，高高興興地走了。

## 牛皮癬全面爆發，只因房產糾紛

牛皮癬是一種常見的皮膚病，具有頑固性和復發性的特點，其特徵是紅色丘疹或斑塊上，覆有多層銀白色鱗屑，所以又稱銀屑病。牛皮癬有明顯的季節性，多數患者在冬季發病春季加重，夏季緩解。這與季節性憂鬱症的好發時間基本吻合，說明了它與精神疾病的關係密切。

迄今為止，此病的發生原因不明，目前是認為諸多因素的聯合作用，導致其產生和發展。包括遺傳因素，而且是一種多基因遺傳疾病，多個基因的作用累加達到一定的閾值，再加上複雜環境因素的刺激才能誘發。最易促發或加重的因素是感受寒冷的刺激、皮膚外傷、鏈球菌感染、精神緊張、免疫機能紊亂、妊娠、分娩、哺乳、內分泌變化和某些藥物等。

其中，精神緊張和應激事件，對發病和復發的影響是公認的。很多牛皮癬患者在發病或病情加重前，有明顯的精神過度緊張、過度勞累、情緒憂鬱等應激誘因存在。美國的萊斯理・法柏

（Leslie Farber），在他所著的《神祕的意志世界》中說，精神緊張會使三十～四十％的成年牛皮癬患者病情加重，兒童這一比例則高達九十％。

很多年前，一個牛皮癬患者找我看月經不調。她告訴我，有人介紹說到溫泉療養院泡澡可以治療牛皮癬。她已經向公司請了一個月的假，準備去療養。一個多月後，她全身的皮膚損傷都消失了，只有在右小腿的內側，還有一小片紅斑。她非常高興，說溫泉洗浴對治療皮膚病真的有效，以後可以向有這類困擾的朋友們推薦。

我說：「這個病的加重或好轉，與情緒有密切的關係，你去溫泉療養院一個月，沒有工作和生活的壓力，每天只有泡湯，非常輕鬆，吃得飽，睡得穩，於是調節機能就徹底達到巔峰。氣血流暢，營衛調和，因皮膚代謝障礙而出現的問題也就自動解決。以後一定要記住，保持愉快的心情，才不會復發，療效才能鞏固。只要情緒不穩或者焦慮鬱悶，就有可能導致牛皮癬再次出現。」她臨走前，半開玩笑地說：「千萬不要復發呀，你不要咒我。」

大約六年後，這個病人再次來門診找我，說她的牛皮癬全面爆發，比過去最嚴重的時候還要厲害。我說：「這是怎麼回事？你遇到什麼讓你糾結、鬱悶、煩惱的東西嗎？」她說：「正如你所說，我遇上讓我難以釋懷的悲痛和心傷。」

原來她是單身，一直和父母住在父親工作單位分配的一間兩房的宿舍裡，後來單位的房子可以由個人出錢買下，於是她就出了全部房款買下房子，但屋主仍然是父親的名字。一年前母親去世，半年前老爸爸也走了。父母晚年的生活、看病都是她在照顧，既然二老走了，房產順理成章就應歸她了。

萬萬沒有想到的是，早已經出嫁的妹妹，這時回來和她爭房產。她妹妹認為，如果沒搬進來實際居住，就要求按房屋現價的二分之一支付現金給她。她認為父母晚年，妹妹一天都沒有照顧過，而且買房子的時候，全部房款都是她出的，不同意妹妹的要求。她妹妹看到協商沒有結果，就告到法院，氣得她幾天幾夜睡不著覺、吃不下飯，接著，牛皮癬又來了。

我知道，對她來說，如果不從調控情緒入手，而按照教科書上所說的分型論治方法去治療，效果不會理想，所以還是開了相關的中藥給她。但是「藥逍遙而人不逍遙，何逍遙之有？」用藥雖然是舒肝解鬱，使人愉快逍遙的，可是導致煩惱鬱悶的實際問題沒有解決，個人的精神境界，又不能跨越糾結和完全超脫，怎麼能夠達到逍遙愉快的效果呢？這個病人之後沒有再來複診，我想她明白這個道理，不解決起因，只吃藥是沒有辦法發揮效果的。

# 痤瘡類常見皮膚病要如何痊癒？

實習的學生對我說：「老師，我做了近一年門診病人的統計，發現來您這裡看痤瘡的人……」我糾正她的話說：「我不看痤瘡，遇到痤瘡病人都建議他到皮膚科去治療，所以你統計的，只是來看其他病症伴有痤瘡的。」

「老師說得對，單純長痤瘡的病人，您都不收。我統計的這些人，幾乎都有憂鬱煩悶、焦慮緊張，或者睡眠失調的問題，您把情緒和睡眠問題解決了，痤瘡也就可能減輕或者痊癒了。其中女性有痤瘡的病人九十％以上，都同時伴有月經不調、手腳發涼、睡眠不好、便祕的症狀。」我說：「所有這些問題都和負向情緒相關。」

她繼續分析：「男性有痤瘡的病人，大多有精神緊張、焦慮不安、全身疲勞、情緒不穩的症狀。反過來，我又觀察了專門來治療焦慮症或憂鬱症的病人，也是面部皮膚不好，臉色暗、色斑多、皮膚粗糙。一年來我們只碰過一個三十七歲有焦慮傾向的病人，臉部皮膚沒有明顯的問題。但仔細一問，原來讓她煩心的事情，還沒有持續兩周，因此尚未在臉上表現出來。看來皮膚的健康，真的和情緒狀態有很大的關係。」

痤瘡是一種常見的慢性發炎性皮膚病，發病機制和其他皮膚病一樣，都是比較複雜的。它多發於皮脂溢出的部位，皮損可表現為粉刺、丘疹、膿皰、結節、囊腫及瘢痕。內分泌失調是導致發病的因素之一，主要是由於青春期男女體內雄性激素增加，刺激皮脂腺增生，皮脂分泌過多，毛孔堵塞，大量脂質不能排出皮膚外，加上細菌附著，局部紅腫，於是就產生了痤瘡。其他發病因素還有遺傳、細菌感染或者藥物等。

從中醫的角度來看，主要是皮膚代謝出了問題。《黃帝內經・素問・生氣通天論》說：「汗出見濕，乃生痤疿。」意思是，在汗出汗孔張開的時候，如果見到濕氣，或沾涼水，水濕侵襲留滯肌膚汗孔之內，不能排泄出去，就會發為痤瘡、痱子一類的皮膚病。

還提到：「勞汗當風，寒薄為皶，鬱乃痤。」意即運動或者勞動汗出以後，坐臥在有風的地方，外來的風寒侵襲肌膚汗孔，使體液凝聚而成為皶，就是我們今天所說的粉刺。如果體液鬱聚再稍重一些，形成像小癤子一樣的皮膚病，稱為痤，就是痤瘡。

《黃帝內經・素問・至真要大論》中說：「諸痛癢瘡，皆屬於心。」即是或痛或癢的瘡瘍一類皮膚病，大多和火熱邪氣鬱積肌膚的血脈有關。由於心在五行的分類中是屬火的，而其又主管全身的血脈，並主神志，所以說，或痛或癢的瘡瘍大多和心有關；更直接地說，大多數皮膚病，多和肌膚血脈的鬱熱以及情緒有關。這些論述，都表示痤瘡、痱子、小癤腫等等，與肌膚代謝、氣血失調、情緒異常等多種因素相關。

一個二十七歲的女孩，從初中起臉上就開始長痤瘡，一直到現在。第一次就診是她媽媽陪著來的，她媽媽說：「我女兒滿臉都是痘痘，連後背都有。我們看過一些醫生，有說是衝任不調的，有說是肺經風熱的，有說脾虛濕蘊的。每次用藥後能好一段時間，但過不了多久又會復發，現在吃藥吃得胃都痛了，痘痘卻依然如故。」

女孩補充說，臉上的痘痘在月經前會更加嚴重，而且伴有焦慮鬱悶、心煩急躁、容易衝動，月經常常推遲，睡眠很糟糕，每天不到凌晨四點就醒，醒後再也睡不著。我說：「你要是看痤瘡，建議你到皮膚科，因為這不是我的專長。要是看焦慮鬱悶、心煩急躁、睡不好，我就幫你開方。」女孩說：「那就看焦慮鬱悶、睡不好吧。」

看我寫完處方，她媽媽又謹慎地問：「我女兒胃不好，以前服用治療痘痘的方子裡都有涼藥，她吃了胃就疼。」我說：「我不是專門治療痤瘡的，而是透過調整她臟腑的功能，來達到調節情緒和睡眠的目的，等到臟腑的功能和情緒、睡眠都好了，心情平靜快樂了，痤瘡有沒有好是下一步的事情。我沒有用任何清熱解毒的中藥，不會對胃造成不舒服的反應。」

學生的隨診記錄很清楚地寫著：她服藥六個星期，四十二劑中藥，情緒穩定，睡眠好轉，月經恢復正常，而痤瘡竟然意外地痊癒了。

談到皮膚病，最為常見的還是神經性皮膚炎和濕疹一類。神經性皮膚炎，以劇烈瘙癢和皮膚苔蘚化為主要特徵。皮損好發於頸部、肘關節伸側、膕窩、股部及腰骶等處，多為局限性，亦可分布比較廣泛。其與過敏有關，具體的過敏原可以分為接觸過敏原、吸入過敏原、食入過敏原和注射入過敏原四類。每類過敏原都能引起相應的過敏反應，主要表現為多種多樣的皮膚炎、濕疹、蕁麻疹。

本病多見於成年人，是一種「有礙觀瞻」的病證。病因不明，但與神經精神因素明顯相關。西醫多採用鎮靜或抗組織胺藥物及封閉療法。中醫從舒肝解鬱、調控情緒、養血祛風等方面入手，也有一定療效。

還有一種叫心因性皮膚瘙癢症的疾病，只要心裡煩躁焦慮，就會馬上感到全身奇癢無比。可是皮膚表面什麼都沒有，既沒有顏色的異常變化，也沒有丘疹、蕁麻疹之類的狀況出現，只會在撓過之後局部變紅。這些病如果不透過調整神經功能、調節情緒，是很不容易好轉的。

# 白癜風輕與重，是情緒的晴雨計

白癜風（白斑）也是常見的皮膚病之一，據說中國有一千萬患者。它是後天性因皮膚色素脫失，而發生的局限性白色斑片。診斷很容易，治療很困難。

發病原因還不清楚，近年來的研究認為與以下因素有關：遺傳、自身免疫失調、黑色素細胞本身破損、微量元素缺乏等。其他如外傷，包括創傷、手術、搔抓等，都有可能誘發。但許多專家發現，精神因素與其發病密切相關，據臨床統計，約三分之二的患者，在起病或皮損發展階段有精神創傷、過度緊張、情緒低落或沮喪。

正由於多種內外因子夾擊，人體的免疫功能、神經與內分泌功能、代謝功能等紊亂失調，導致酶系統的抑制、黑色素細胞的破損或黑色素形成的障礙，而致皮膚色素脫失。

一位和我有二十多年交情的朋友，退休時享受副部級待遇。從我認識他，就見他手上和臉上有白癜風，當初他曾經向我詢問過白癜風的治法，我說我沒有經驗。後來他遍訪治療此病的醫院和名醫，中西藥物吃過無數，均沒有效果，最後只得放棄藥物治療。

我也發現他面部的色素脫失範圍，在不斷地變化，時而大，時而小。我問他：「你這麼多年來所用的方藥，哪個最好？」他說：「都談不上好。我退休之後，仔細回想大半生治療白癜風所走過的路，發現藥物治療即使有用，也是暫時的，在一般情況下是無效的。只要我一帆風順、春風得意、志得意滿的時候，即使不用藥，病變範圍也會縮小。」

這位老兄，退休後和老朋友說話也就極其隨便了，居然用「春風得意、志得意滿」這樣的話來形容自己的心境，我聽了反而有一點不適應，因為他過去說話，從來就是打著官腔，沒有這麼隨意過。

他接著說：「只要仕途維艱、困難重重、危機四伏，我的皮膚病肯定加重。我臉上的白癜風像是仕途上的晴雨計，白片擴大了，就知道我的工作不是遇到山窮水盡，就是碰上激流險灘；白片縮小了，那就是峰迴路轉、柳暗花明了。」原來白癜風的輕與重，就是情緒的晴雨計。

# 讓皮膚病好轉和防止復發的好方法

透過上述若干病人的發病和治療經歷，我們可以清楚地認識到，情緒（尤其是負向情緒），對皮膚病的發生、發展和治療效果有很深的影響。面對各種各樣的頑固性皮膚疾病，我們應當如何配合醫生治療呢？

首先要**明道理**。儘管皮膚病多種多樣、千奇百怪，原因涉及遺傳、環境、飲食、藥物、其他疾病等多方面因素，但保持心情的輕鬆愉快、情緒的平穩淡定，是促進所有皮膚病好轉和防止復發最有效的方法。至於如何才能做到這一點，恐怕不斷學習、擴大視野、提高精神境界、看淡錢財名利、提升情商水準，都是不可缺少的過程。

其次要**調飲食**。很多皮膚病，都會因飲食不當而加重，如痤瘡病人，如果辛辣、油膩之物和甜食吃得過多，就會越發不可收拾，因此這些東西就要禁食。有些過敏性的皮膚疾病，對某種食物過敏，那就一定要遠離這類食物。

第三要**調藥物**。不少皮膚病是由於某些藥物引起，如藥疹，在這種情況下，對容易引發藥疹的藥物，就要停止使用。光敏感性皮膚炎的病人，就要忌食容易導致光敏的蔬菜、水果、西藥和中藥。

第四要**積極治療其他疾病**。有不少皮膚病的患者，同時有其他疾病，如憂鬱症、焦慮症、恐懼症、月經不調、頑固失眠等，把這些疾病治好了，皮膚疾病往往會不治自癒。

Chapter

# 7

# 莫名其妙的痛
# 才有大麻煩

對於因某些疾病導致的疼痛，一定要找醫生治療原發疾病。
對於負向情緒、精神壓力、消極不良的心理暗示引發的疼痛，
當然還是「解鈴還須繫鈴人，心病還得心藥醫」。

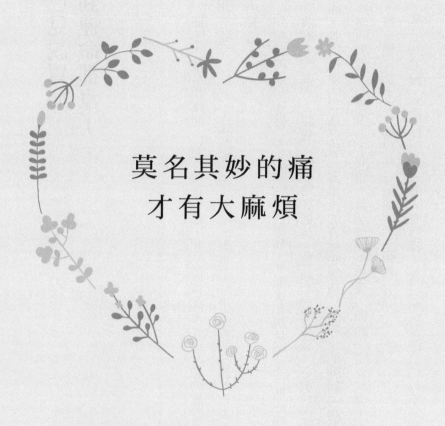

# 固執己見說胃痛，想不到連命都沒了

痛字，常常和疼痛、痛苦連在一起，在一般情況下，從身體的感受來說，是指健康失調後出現非常難受的症狀。疼痛雖然很不舒服，但也是好事，表明身體的自調機能在向我們發出警示、提出警告。

如腦瘤的頭痛如劈、青光眼的眼痛頭痛、咽喉炎和扁桃腺炎的咽喉痛、膽結石發作的膽絞痛、急性胰臟炎的劇烈上腹痛、肝癌的肝區痛、腎結石的腎絞痛、心肌缺血的心絞痛、帶狀疱疹的神經痛、肌肉損傷的局部疼痛、胃腸炎的胃痛和腹痛、肋膜炎的胸痛、腹膜炎的肚子硬痛等等。這些疼痛的出現說明健康出了問題，甚至可能更嚴重，因此一定要向醫生求助，尋找病因，及時治療。每一個人都不要忽略疼痛這種症狀的出現與存在

晚上九點鐘，某醫院急診大廳人聲鼎沸，各科輪值醫師都忙得不可開交。在消化內科值班的

是一個瘦弱的女醫師，戴著大口罩，但從眼角的魚尾紋和沉著自信的目光，可以感覺出她的經驗豐富。在護理師的引導和妻子的陪伴下，一個挺著啤酒肚的彪形大漢在醫生的診桌旁坐下。

還沒等她開口，中年男子就急忙地說：「醫生，我胃痛又犯了。」醫生說：「胃痛？又犯了？以前是怎麼個痛法？疼痛發作有什麼誘因？」「以前也經常痛，沒有明確誘因，有時候和勞累生氣有關，有時候又沒有關係，和吃東西好像也無關，每次痛幾秒鐘、幾十秒鐘、幾分鐘或者十幾分鐘，如果疼的時間再長些，就來你們醫院打一支安痛定，馬上就會好。」

醫生繼續問：「你檢查過胃嗎？」「半年前做過胃鏡，是淺表性胃炎。」「你檢查過心臟嗎？」「沒有。」「那先去做個心電圖吧。」說著醫生就開了張心電圖的檢查單給病人。「醫生，胃痛和心臟有什麼關係？你這不是故意拖延時間嗎？本來打一支安痛定就可以解決的事情，為什麼要我做毫不相干的心電圖？我是胃疼，不是心痛。」病人已經露出不滿的神情，聲音也大了許多。

醫生平靜又耐心地解釋說，有時候心肌缺血、心絞痛，不是表現在心前區，有可能表現出胃痛、牙疼、手臂疼、腿痛……「講那麼多幹嘛！」還沒等她說完，病人就更急了，「我怎麼會是心臟病？你不就是想多做些檢查收錢嗎？要不要連X光、CT、核磁共振什麼的一塊做？」

醫生一看病人的態度，又耐心地解釋一遍：「你的胃痛發作和飲食關係不大，所以我要想得更周延，排除心臟的問題。」病人居然更加怒氣沖沖地說：「少廢話！你們醫院的醫生我見多了，沒有說胃痛要做心電圖的！」

病人好似吵架一般的音量，驚動了等在門外的病人們，紛紛從門外探頭往診間張望。無奈之下，醫生只好在病歷上註明：病人拒絕做心電圖等進一步檢查，要求打一支安痛定。然後請病人家屬簽字，病人的妻子二話不說，就簽了名。醫生開了安痛定注射液兩毫升一支，即刻肌注（當下肌肉注射），仍然很不放心地在病歷的最後寫下：「如有不適，請馬上回診。」

病人在妻子的陪同下去了注射室，邊走還邊嘀咕：「什麼醫生，懂不懂，胃痛還要做心電圖？真是天大的笑話！」

晚上大約十一點半，一輛救護車風馳電掣般開到急診大廳外，醫護人員從車上用擔架抬下一個病人，立即送到急診科醫生手上，經醫生檢查證實病人已經死亡。這個病人正是兩個多小時前，到消化內科掛急診看胃疼的那個彪形大漢。陪同他來醫院的，還是他的妻子，聽醫生宣布說病人已經死亡，她立即發瘋般地哭喊道：「就是那個女醫師給我先生打了一針安痛定，我先生就死了，我饒不了她！」說著就衝進消化內科急診值班室，伸手就要揪女醫師的頭髮。幸好旁邊有一位年輕的實習男醫師，眼明手快，才把她攔下來。

這件事後來發展成一起訴訟案件，家屬指控醫生一支安痛定打死人。但經法醫解剖證實，這個彪形大漢是死於急性心肌梗塞，死因與安痛定沒有關係。

痛定思痛，如果這個病人不固執己見，能遵照醫囑，去做一下心電圖，及時正確診斷，或許不至於斷送性命。可惜他自以為是，加上對醫生的偏見，粗暴地拒絕進一步檢查診斷的要求。

確實，一般的胃痛，是不需要做心電圖的，但這個病人胃痛的時間和徵兆、誘發因素和病史，與常見的胃痛並不完全吻合。醫生憑藉豐富的臨床經驗，懷疑可能與心絞痛有關，才建議病人做心電圖檢查，以排除更嚴重甚至危及生命的病症，避免誤診。**所以對醫學一知半解，甚至連皮毛都不了解的人，千萬不要感情用事，拒絕醫院有經驗的醫生之診治建議。**如果你不想用正規醫療，而去找江湖郎中，又另當別論了。

# 功課壓力大，學生頭痛多

人們常說，小孩子天真無邪，少心沒肺，不會因為負向情緒而產生疾病，其實有些孩子並不是這樣。一個叫娜娜的小朋友，因莫名其妙的頭痛，厭學半年，學習成績一路下降，便在媽媽的陪同下來就診。這孩子從暑假開學升三年級後不久，就開始頭痛，早晨起來哭，不想上學。

我詢問孩子一二年級的時候是否出現過頭痛，媽媽搖了搖頭，說：「現在放寒假了，每天早早起來就和同學去溜滑板，也不見她說頭痛。」我問娜娜：「你的頭痛是真的還是假的？」「真的，痛得我都想吐。」

我想娜娜的頭痛可能和環境因素有關，於是我繼續問：「和二年級相比，升三年級以後，有沒有重新分班或者換教室呀？」「沒有，可是換老師了。我們都喜歡新的語文老師，講課像講故事，同學們都愛聽。但新的數學老師總是批評我們，像巫婆，很凶，講課一點都不有趣，有的人還頻頻打瞌睡。」

「剛開學不久，我聽不懂這個老師的課，作業沒有完成，爸爸媽媽又同時出差，奶奶不管我的功課。我到學校去，就和另外兩個沒有完成作業的同學，被罰站在講台旁邊聽課。我和另一個女生都哭了，但那個男生沒有哭，還偷偷地笑。後來我就特別害怕上數學課。可是天天都有，我就開始頭痛，不想上學了。」「別的同學會頭痛嗎？」「我不知道。」娜娜怯生生地回答。

我意識到，對很多孩子來說，學習的動力來自興趣。有興趣，就會學好，沒興趣，就聽不進去。而是否能產生興趣，很多時候在於老師的引導。

娜娜不喜歡新的數學老師，討厭見到她，當然就對這門課喪失興趣，也就不想聽，於是就會感覺上數學課壓力太大了。她從小受到父母和爺爺、奶奶的百般呵護，幾乎沒有遇到任何困難和不順心的事情，無論是身體上還是心理上，都沒有鍛鍊或者說磨練過，因此承受壓力的能力很差，不能快速適應新老師的教學方式和管理方法，於是出現緊張性頭痛和厭學。

我的治療方法，依然是從調節身體和臟腑功能入手，用中藥補心氣，舒肝氣，助膽氣。這樣做是為了提高孩子的身體素質，進而提升承受壓力的心理素質。我還告訴她媽媽，趁著寒假幫孩子補補數學，讓她在心理上不要厭惡這門課，興趣有了，成績自然上去，也就不會感到壓力了，連帶因為這種壓力引發的頭痛就會痊癒。就這樣，娜娜在開學後，再也沒有出現頭痛和厭學。

# 病都是自己造成的，不做死就不會死

還有人因為消極不良的心理暗示，引發更奇怪的疼痛，竟到臥床不起的程度。這是個女病人，五十三歲，被家人攙扶進診間。她一開口就說：「我可是疑難雜症，快四年了，主要症狀是腰疼，開始還能勉強活動，近半年疼得起不來，都在臥床，還好最近有住院治療，才能勉強過來您這裡看病。」

「你的腰痛怎麼引起的？有沒有外傷、慢性勞損的經歷？」我問。

病人說：「以前我的身體不錯，幾乎不生病，連感冒都很少。工作也表現出色，還當選過模範勞工。二〇〇八年初，公司結構重新調整，把我調到工作量最大的單位，每天辛苦十多個小時也做不完，我心裡就有一股氣憋著，再加上各方面都不順利，於是就常常出現心煩急躁、好發脾氣的毛病。如果真的氣壞了，就會感到子宮後壁疼痛。」

「你能感覺到子宮後壁痛？」學生十分懷疑地問。

「你別笑啊，我這樣說別人都不信，醫生也是，但我真的就是這種感覺。開始疼一小會兒能過去，鬧了幾次後，疼痛越來越重，時間也越來越長，還出現全身輕度浮腫，可是到醫院檢查，又查不出任何毛病。」

「半年前，主管階層人事異動，新來的長官對我的工作要求更高，我感覺他提出很多的政策和規章制度，都是衝著我來的，這讓我感覺到從來沒有過的壓力、憋氣和鬱悶。碰巧有個同事休產假，他就要求我做兩個人的工作量。我實在是承受不了，又礙於自尊心，這時心裡就開始琢磨，要是我也生病了，天天躺在床上，不就可以不上班了嗎？也就迴避掉當前的壓力了。」

「結果沒過幾天，我在上班時，突然感覺腰裡冒出一股冰涼的水，隨後整個腰部開始劇烈疼痛，疼到不能動，也無法走路，同事們把我架回家裡，我整個癱在床上，不能下來了，真的不用上班了。」

病人嘆了口氣，接著說下去，「我到幾家醫院看病，做了X光、核磁共振等多項檢查，醫生都說我的腰沒毛病，應該不會影響走路。但我就是疼得走不了啊！總感覺腰要折了。隨後又住院做進一步更詳細的檢查，還是什麼問題都沒發現。不過住院治療後，總算能下床走路了。但腰還是特別疼，有時還伴著噁心嘔吐。」

「腰痛還連累腿和腳一塊疼，整個腰右側以下都疼。最近家裡又有點事，一著急，子宮後壁就開始痛。我到醫院反覆檢查，結果都是正常的。所有的醫生像是串通好的一樣，都說我沒問題。您看我有多痛苦呀！身體痛得快散了，不但查不出原因，現在還有人懷疑我裝病！另外，稍微有一點煩惱我就睡不著，心裡緊張，腰痛時就會有一種恐懼感，一有恐懼感，腰痛立刻加重，就這麼惡性循環。這半年來除了看病，什麼都做不了，藥吃得快比飯多了。您一定要幫我解決這個難纏的問題。」

這個病人的腰腿痛和她所說的子宮後壁疼痛，顯然和負向情緒以及消極不良的自我心理暗示有關。自己想得一個躺在床上不用上班的病，結果真的如願。民間有一句話說，「病都是自己造成的。」你在心理上，先給自己一個得病不能下床的暗示，就真的不能下床了。

我給予的治療還是從調節臟腑功能入手，來進一步達到調控情緒的目的。之後她每個月都來複診，大約治療三個月後，疼痛基本就消失了。當她痊癒以後，談起當年疼痛的話題，「簡直就是一場噩夢。」

## 治病從調肝開始

為什麼負向情緒、心理壓力和消極不良的心理暗示，會引發疼痛呢？

從現代醫學的角度來看，上述情況會引發交感神經興奮性增高，使血管不斷收縮，血液循環不暢，進而產生骨骼肌拘緊痙攣，內臟功能障礙，神經系統釋放出致痛性物質，於是就出現疼痛的感覺。所以這類疼痛所表達的，不僅僅是某些內臟或者肌肉受到傷害，同時也說明這個人的心理狀態出了問題，如焦慮、緊張、擔心、恐懼、避免再受傷害、要求休息、表現軟弱、求助等。

在日常生活中，我們總能或多或少地感到疼痛，這些疼痛最普遍的原因，就是肌肉緊張甚至痙攣。例如小腿肌肉緊張痙攣就會感覺小腿疼痛，腹部肌肉緊張痙攣就鬧肚子疼。

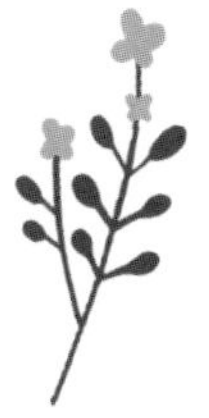

最容易受情緒影響的地方就是頸部肌肉，因為與情緒有關的肌肉群，往往就是我們使用最多、活動最頻繁之處；而頸肩部肌肉首當其衝，它們比任何一處骨骼肌的活動都要頻繁。**也就是**

**說，在緊張情緒導致的肌肉疼痛病例中，頸後肌群的疼痛最為常見。**

為了讓大家知道，情緒是如何導致頸後肌肉緊張和痙攣的，有專家建議做一個具體實驗：晚上回家，坐在一把舒適的椅子上，想想讓你已經困惑好久、束手無策的難題，閉上眼睛大約一個小時，當你站起來的時候，頸後的肌肉一定不舒服，你就會不自覺地扭動和伸展脖子，這就是情緒緊張對肌肉造成的傷害。

從中醫的角度來說，人活著全憑一口氣，但這個氣，升降出入，暢通無阻，才是健康狀態。而肝主疏泄，就是主管全身氣的運動，和其疏通與宣洩。負向情緒、焦慮緊張、各種壓力、消極不良的心理暗示，都會導致肝氣鬱結，這就意味全身氣的運動發生障礙。氣為血帥，氣行則血行，一旦肝氣鬱結、氣機不暢，就會進一步致使血運不順，肌肉和內臟失養，於是就出現疼痛的自覺症狀。

另外，氣行則水行，氣行則津行，氣的運動暢達，水液代謝和津液生成、布散也就正常，氣鬱會使水停津凝，不通則痛，最終引發疼痛的產生。

怎樣才能不痛？對於因某些疾病導致的疼痛，一定要找醫生治療原發疾病。如果是負向情緒、精神壓力、消極不良的心理暗示所引發的，當然還是「解鈴還須繫鈴人，心病還得心藥醫」。

首先，要培養樂觀開朗的個性，提高克服困難的信心和勇氣。對自己要經常進行積極向上的心理暗示，「我行！我一定能成功！」這樣才可能使大腦產生較多的內啡肽，而這種物質的止痛作用遠遠大於嗎啡。

中醫認為，形神相關，在辨證的前提下，運用中藥調節病人的臟腑功能，使人體氣機暢達，氣血流暢，代謝順利，身體好了，其他各種抵抗壓力的能力也就自然提高。

**其次，在人生道路上，不斷經歷困難的磨練，也是增強抗壓能力的好辦法。**有一位焦慮憂鬱導致全身疼痛的成功人士，藥物久治無效，於是他毅然離開工作崗位，重走紅軍當年走過的長征路，還沒有走完，健康狀況就已恢復。

花盆裡長不出參天大樹，溫室裡種不出耐寒紅梅。痛定思痛，對孩子們的嬌生慣養，並不是真正的愛。讓我們每一個人在社會、生活和工作中，經受各種磨練和考驗，才能擁有強健的體魄，使身體和心理能夠承受應當承受的各種壓力。

Chapter

# 8

# 別讓焦慮毀了你

擁有情緒是人的本性，也是值得慶幸的事，
但負面情緒的累積則是另一回事。過去我們經歷過痛苦和創傷，
會轉化成不明所以的病痛，折磨著身體。真正需要調整的並非生理狀態，
而是自己面對情緒的處理能力。

# 赴美留學也會引發焦慮症？

中文有很多成語是描寫焦慮狀態的，如六神無主、一籌莫展、忐忑不安、心急火燎、坐立不安、惴惴不安、如坐針氈、誠惶誠恐、七上八下、心急如焚、寢食難安、坐臥不寧、心煩意亂、心亂如麻、心神不定等等。人們在遇到困難、挫折、逆境的時候，出現一些焦慮的情緒，是正常的反應，但如果一個人時時緊張、處處擔心、事事不安，以致影響工作學習和生活，那就是病態的焦慮症了。

焦慮症有廣泛焦慮和急性焦慮兩種情況，我們先舉一個前者的例子。

二〇一二年春天，一個叫王翰的小夥子，來門診看病，一坐下來，就從背包裡拿出幾頁列印好的Ａ４紙，照著稿子敘述起病情來。「醫生，我渾身都不舒服，怕有遺漏，影響您的診斷，所以事先列印好病情；不舒服的症狀很多很多，需要耽誤您一點時間才能說完。」

原來王翰是大學四年級學生，成績優秀，熱心公益，也是班上的學習委員。該校和美國的一所大學有交換生名額，根據學習成績、綜合表現和個人意願來評定。王翰榜上有名，他高興得一宿沒睡。可是第二天凌晨，同宿舍睡在王翰下鋪的同學，起床去尿尿，一直沒有回房間。天亮了，才有人發現他從宿舍樓頂（八樓）跳下去，結果大家可想而知。學校發現他留在枕頭下的遺書，請輔導老師和醫生研究後，判斷這位同學患有隱匿性憂鬱症，這次是凌晨發作，跳樓自殺。

這件事情在王翰心中，留下久久揮之不去的陰影。從同學跳樓那天起，他居然不敢再去陽台，不敢坐商場的電梯，甚至過馬路都不敢走天橋，也不敢去河邊，總擔心自己也患有隱匿性憂鬱症，一旦發作不能控制自己的行為，就會不由自主地從高處或者岸上跳下去。

王翰以前一直用公用洗衣機洗衣服，現在擔心有患皮膚病的同學用過，於是寧可手洗。坐公車或者搭校車，一定要坐到中間靠左的位置，坐在右半部怕側翻，坐在前面怕煞車不及，坐在後面怕追撞。就這樣，他時時刻刻都提心吊膽，以致坐立不安、惶恐不寧。

最糟糕的是，還有半年就要到美國留學了，學校對交換生加強外語訓練，可是王翰記憶力大大減退，記不住單字，上課也常常分心，注意力不集中，於是他擔心半年後不能通過外語測驗，更擔心到美國後不能完成學業，猶豫是不是應當放棄這次留學機會。

越擔心，記憶力越差，常常是大腦一片空白。睡覺更成問題，或者根本睡不著，即使睡著了也是亂夢紛紜，尤其是常常夢到跳樓的室友；或者早醒，醒了之後再也不能入睡，還怕同宿舍的其他同學，會不會在凌晨偷偷出去跳樓。

隨之而來的，是感覺特別疲勞，脖子、後背、四肢的肌肉痠痛拘緊，經常心煩急躁易怒，同學們都說他像變了一個人，動不動就莫名其妙地發脾氣。對班上的工作，也沒有熱情和精力了，他向班委提出辭呈，同學們又重新選舉學習委員……

我一邊聽著王翰的陳述，一邊把脈，他的兩隻手交替拿著稿子，一直在微微顫抖。我打斷他的話說：「讓我看看你的舌象。」他伸出舌頭，舌面上布滿厚厚的白苔，且很乾燥，只能從舌邊和舌尖看到深紅的舌質。這是很典型的焦慮者舌象。

其實我已經清楚地知道，他屬於廣泛性焦慮，乃一種以缺乏明確對象和具體內容的提心吊膽、緊張不安為主的焦慮，並有顯著的自律神經功能紊亂、肌肉緊張和運動性不安。病人因焦躁難以忍受又無法解脫，而會感到十分痛苦。

焦慮是一種很常見的心理狀態，主要表現為心裡特別煩，老擔心會有不好的事情發生，左也不是，右也不是，像熱鍋上的螞蟻一樣。我們可能都有過這樣的經驗，如考試、面試、工作報告、重要演講之前，或者來到一個新的工作環境。總之，當我們極其關注自己的形象，或者是想給他人留下好印象時，過分的敏感就導致焦慮情緒的發生。

越來越多的證據表明，持續性的焦慮、緊張等心理壓力，會從免疫系統中調用精力，使得我們更容易受到感染或者罹患惡性疾病。也就是我所說的，會過度消耗本身的自調機能。

從中醫來看，王翰就是肝氣鬱結、三焦不暢、痰濁上蒙、心神不寧的證候。我開始在處方上寫主症、診斷、辨證和治法，他卻說：「我還沒有說完，先不要寫。」我暫時停筆。他繼續說：「我這半年體重下降，胃口一直不好，到醫院做胃鏡，說是淺表性胃炎。做超音波，膽囊壁增厚，說是慢性膽囊炎。只要吃了冷的或者刺激性的東西，就一定會拉肚子，醫生說是腸胃炎。還有喉嚨痛、頭昏、耳鳴、鼻塞，醫生說是慢性咽喉炎、慢性鼻炎、慢性耳咽管發炎……」

王翰見我已經開藥，就說：「醫生，你還沒有把脈，怎麼就能開藥？」我說：「在你講病情的時候，我已經把過脈了。」他說：「我怎麼不知道？不能糊弄我喔！」實習的學生也證實已經把過脈了。但我還是再來一次，以緩解他當下的擔心和焦慮。

我寫完處方交給他，並叮嚀他服藥的方法和時間，先服七劑藥，一周後複診。他離開診間不久，又回來了：「醫生，我的病能好嗎？」我說：「焦慮症是很常見的，只要持續治療，一般都會好，中西藥物一同使用，還可以縮短治療時間。」他出去了，兩分鐘後，第二次回來問：「醫生，你說一般都會好，那就意味會有不好的，我是屬於一般的，還是非一般的？」

我還沒有來得及回答，他的第二個問題就出籠：「你說中西藥物一起用，我不用西藥行不行？西藥已經吃了三個星期，頭上就好像戴了一個緊箍咒，每天都箍得難受。」我告訴他：「西藥不能停，如果突然停了，症狀會更加嚴重……」「我的腿還經常抽筋，你這個方子裡，要不要再加上治療腿抽筋的藥？」這是他第三次回來問的問題。「你能不能不要在處方上寫精神焦慮症這幾個字，我怕別人看見說我是精神病。」這是他第四次回來問的問題……就這樣他一共回來九次，把在我診間實習的學生驚得個個目瞪口呆。

當他第九次回來的時候，很不好意思地說：「醫生，我還有耳鼻喉咽、胃腸和膽的慢性發炎，這個方子會不會有用？」當我做了肯定的回答之後，他說：「我還有最後一個問題，耽誤您一分鐘，就一分鐘，我總是不放心，這樣反覆回來問我擔心的問題，您會不會很煩？」

我安慰他說：「只有焦慮症的人，才會時時、處處、事事擔心和不放心，所以總會回來問問題。你回來的次數還不算多，我遇到的最高紀錄是十五次。我把你反覆回來問問題，看成是焦慮症的一個症狀，這就證明我們的診斷和判斷是正確的，你不回來問問題，我就以為你的病好了。回去乖乖吃藥，剩下的問題，一個星期後來複診時再說吧。」這次他總算高高興興地走了。

一周後，王翰回來複診，我一見到他，就感覺他的病情一點都沒有改善，還沒來得及問，他就先開口：「郝醫師，您開的藥我沒有吃，扔垃圾桶了。」我不動聲色等他繼續說下去。一個學生卻急切地問：「為什麼要扔掉？」

他垂頭喪氣地說：「我在等藥的時候，發現藥師抓藥抓到一半，突然離開櫃檯，往後面的廁所走去，回來接著抓藥。我想他如果沒有洗手或者手沒有洗乾淨，就會把病菌帶到我的藥裡，我吃了不是很糟糕嗎？我想了很久很久，也猶豫了很久很久，還是把藥扔了。」這個異常擔憂的舉動，顯然還是焦慮症的表現。我讓他原方照服，重新配藥。

經過四五個月的中西藥物治療，二〇一二年暑假後，王翰去了美國，並順利完成一年的學業。在他反覆回來問的問題中，有一個是擔心別人把他看成精神病，這個擔心是有一定道理的。

# 掀起精神疾病的蓋頭來

很多人對「精神病」（嚴格地說叫「精神疾病」）有很深的成見，甚至恐懼。一提到精神疾病，就會聯想到登高而歌、棄衣而走、罵詈不避親疏的病態表現。這些表現，是認知障礙的特徵，在醫學上診斷為精神分裂症，民間把這種情況叫瘋子。其實精神分裂症只是精神類疾病的一種，而精神疾病是一個範圍很大的疾病群。

當精神活動明顯異常或紊亂，其完整性、統一性受到破壞時，都可以叫精神疾病。如精神活動能力減弱、記憶力減退、學習工作能力下降，但並沒有持久的精神活動紊亂，我們就稱其為神經衰弱、精神官能症。兒童的精神活動發育受阻，可以稱為精神發育不全。出現情感障礙，如高興不起來、興趣減少、焦慮擔心、坐臥不安、心煩易怒，可以叫憂鬱情緒、焦慮情緒，嚴重的叫憂鬱症、焦慮症。

出現思維障礙，如注意力不集中、學習能力下降、記憶力減退，這在憂鬱、焦慮和自律神經功能紊亂中都可以看見；如果加上出門後總覺得門沒有鎖，要反覆回來查看，或者回家後總覺得在外面手很髒，一定要重複洗手，則稱強迫症，以上都屬於精神疾病的範疇。

大家想一想，這些是不是比感冒還要常見的現象？幾乎人人都可能有過，或長或短或輕或重的精神心理情緒失調，真的沒有必要羞於啟齒，更不應當被人歧視。

只有認知發生障礙，邏輯推理能力很差，自知力不同程度喪失，醫生才診斷為精神分裂症。可見，它僅僅是許多精神疾病其中一種而已。**所以大家要改變一個基本觀念，心理精神健康的失調，甚至發展為精神疾病，是很常見、很普通的事情。心理健康和身體健康，兩者同等重要。**

# 身心都健康，才能成為百歲人瑞

很多人以為，到醫院體檢沒有檢查出臟腑的器質性疾病，就是健康人。實際上，一般的體檢只是檢查部分臟器有沒有病變，而對功能性的失調、精神狀況的紊亂，基本上沒有涉及。

健康包括身體和心理兩方面，早就在《黃帝內經》裡講得很清楚，《素問・上古天真論》說：「心安而不懼，形勞而不倦……形體不敝，精神不散……形與神俱，而盡終其天年，度百歲乃去。」意思是說，一個健康的人，心理情緒安定而沒有焦慮和恐懼，身體經常運動和勞動但又不過度勞累，像這樣形體不疲憊、精神不渙散，形體和精神合一，才能夠享盡自然壽命，成為百歲以上的人瑞。

一九四八年，《世界衛生組織法》序言中，也主張健康不僅是沒有疾病和過度虛弱的症狀，還要有完整的生理、心理狀態和良好的社會適應能力。這也是在強調健康包括生理和心理兩方面。現代人關心形體健康多，關注精神心理情緒健康少，以致心理精神情緒健康失調，甚至出現精神疾病。大多數人不認為這是一種疾病，不知道可以治療，反而是默默忍受著痛苦，甚至痛不欲生。

精神疾病到底是如何產生的呢？這當然和個性、遺傳、心理、環境、飲食等因素密切相關，也和壓力（包括學習和工作壓力）脫離不了關係。但我在臨床中發現，**焦慮、憂鬱、恐懼等負向情緒，在家庭中、朋友間、辦公室裡，都會相互傳染、彼此影響**。而家庭中，常常是父母的情緒影響孩子，但也可能是孩子的病態擾亂父母。我們先來看看父母情緒影響孩子的實例。

# 兒子焦慮爸緊張

我們再來看看孩子的精神健康失調，是如何導致家長焦慮不安的。孩子發病，會引發父母的緊張，這也是人之常情。一個母親就曾經對我說過：「我們現在活著就是為了孩子，孩子幸福我們就幸福了。」所以，一旦孩子有什麼風吹草動，全家就會亂了陣腳。

一天，門診來了一對夫婦，男子一進門就焦急地說：「我們從外地來，是孩子要看病，但想先跟你談談，擔心有些話讓他聽見不好。」我一聽「擔心」這兩個字，就感覺來人有不輕的焦慮情緒。

他說：「我兒子十九歲，聰明、懂事，從小成績優秀，特別上進。由於大學入學考試沒發揮，進了個一般的學校，鬱悶之下就得了焦慮症，連大一的學業都無法完成，便休學了。中西藥物也吃了快半年，可是沒有什麼明顯改善，而且情緒越來越糟糕，搞得我們夫婦倆都焦慮失眠，工作

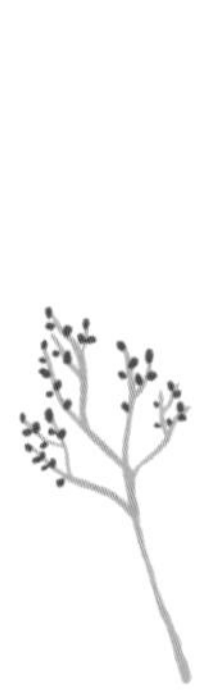

快撐不下去了。待會他進來，千萬不要說我跟你說了什麼。」這個做父親的緊張、焦慮、擔心，完全已經嶄露無疑。

等兒子進診間後，他父母就自動退了出去。十九歲的人是可以清楚表達自己病情的。這個孩子看上去很憔悴，還沒有開口，眼淚就先掉下來。從敘述中能聽出，他的許多壓力是來自社會和家庭。他父親是大學教授，對他的要求很高，經常會提起，學校某某老師的孩子考上清華，或考上北大，抑或是被哈佛錄取，希望他也能爭氣，考個好學校，讓父親在學校揚眉吐氣。

從小學到中學，他一直都是學校的資優生，老師們對他的期望也很高，鼓勵他一定要考上名校，還把他的照片也貼到校史展覽室裡，所以剛上高一，他就感到一股無形的壓力。高二時，就已經出現焦慮現象，莫名地緊張，忐忑不安，擔心考不好辜負家長和老師的期待。

結果是記憶力減退，注意力越來越不能集中，原來很容易做的習題，也一下困難起來。由於當時疏忽，也不知道這是一種疾病，並沒有進行治療。到高三時他又開始長時間失眠，還經常心慌心悸，全身沒勁，不舒服的感覺卻無法表達清楚。大學入學考試時，本來平時可以輕鬆解決的題目，卻做得一塌糊塗，成績出來後，只能分發到他父親所在的二類本科學校。（二類，指省屬一般普通院校；本科，指四～六年制的大學。）

他說：「開始大學生活，我並沒有太重的負擔，因為我很喜歡我的科系，而且以後還有考名校研究所的機會。可是開學後不久，有一天我到父親的教研室取參考書，還沒等我敲門，就聽見一個老師大聲對父親說，『主任呀，聽說你兒子考到咱們這間破學校，他那麼聰明，也不給你爭口氣。』我聽了像當頭一棒，簡直羞愧得無地自容，沒敢再進父親的辦公室，也不知道自己是怎麼走回家的。從那天起，我就再也不想見到人，也不願出門，覺得自己給父親丟盡臉面。我感到人生變成黑白，對什麼也都沒了興趣，書根本看不進去，課也聽不下去，只能休學。」

「你在當地看過病嗎？」我打斷年輕人的話。「看過，有的醫生說是焦慮症，有的說是憂鬱症。」他接著說，「反正現在我不會有出息了，沒想到一休學，全家人的精神都崩潰了。媽媽徹夜不眠，情神恍惚，上不了班，乾脆辭職專心在家照顧我。爸爸更是焦慮得手足無措，一進到我的房間，就會緊張出汗，雙手發抖。我曾經看過父親晚上偷偷吃藥，後來才發現是抗焦慮的安定文（Ativan）。這讓我更加不安，經常躲在棉被裡哭，絕望的心情縈繞在腦海，揮之不去。」我幫他開了中藥，並一再叮嚀：「乖乖吃藥，這是能治好的病，以後仍有機會可以發揮你的聰明才智。」

年輕人離開後，換他父親帶他媽媽接著看焦慮症。我說：「你也需要看呀，你也很焦慮。」他說：「是的，我已經在吃抗焦慮藥。不過你千萬不要讓孩子知道，我擔心他知道了更不容易復原。」這顯然又是焦慮的表現，其實他的孩子早就知道了。

讓我沒有想到的是，一個隨診的學生十分同情這一家的遭遇，竟然留電話給這位再三懇求的大學教授。從此這個學生就不得安寧，每天多次接到他的電話，反覆詢問他擔心的事情，讓這個好心人差一點也得焦慮症。在他實在無可奈何的時候，把這件事情告訴我。我說：「你再忍一忍，等他們的病逐漸好轉，不再焦慮後，就沒事了。」

果然，電話越來越少，後來有很長一段時間都沒有聯絡。突然有一天，那位教授打電話來說：「我們全家都好了，孩子已經恢復上學，十分感謝你們的幫忙，我知道最好的感謝方式，就是永遠不要再打電話騷擾你們了。」「難道這就叫感謝？」這回該輪到我的學生吃驚了。

# 家長焦慮潔癖，孩子行為怪異

家長有焦慮情緒（我這裡沒有用「焦慮症」，而是「焦慮情緒」），對年幼的孩子來說，可能會帶來更糟糕或者更嚴重的後果。甚至在一定程度上，會影響他們的心理發育和社交能力的成長。但有這種毛病的家長並不一定能意識到，孩子的問題根源正是自己。

一個媽媽帶著她十歲的女兒來看病，跟診的學生對我說，這是她的老鄰居，孩子就是普通感冒後還遺留咳嗽，來醫院前仍一直咳。但這位母親的言行，卻讓我留下深刻印象。一進診間，她就開始呵斥女兒：「繞著椅子走，別碰到床，你不要坐，站著讓爺爺看病就行。」

我立即明白，她是擔心其他病人坐過的椅子、躺過的診療床都不乾淨。更誇張的是，她不讓孩子把手放在脈枕上。「我拿著你的手給爺爺號脈，你不要碰任何地方。」這位媽媽顯然是有焦慮情緒和潔癖的一個人。在一旁跟診的學生就說：「那就在脈診上枕一張紙吧。」她還是不放心地提醒女兒：「千萬別碰到桌子！」

我說：「小朋友，你感覺哪裡不舒服呀？」小女孩看著她媽，臉上毫無表情，也不回答我的問題。「你跟爺爺說吧。」她媽媽批准了。但孩子還是看著媽媽，一言不發。「給我看看你的舌頭吧。」孩子仍然沒有反應。「來，把舌頭伸出來，伸長點，給爺爺看看。」又是媽媽的指令，女孩才照辦。

看來女孩聽力沒有問題，還能聽見媽媽說話。「你這幾天大便怎麼樣？」我想判斷一下，這個孩子到底會不會說話，便繼續問她問題，但她還是不說。「她這幾天大便怎麼樣？」我只好回頭直接問媽媽。「她現在住奶奶家，我也不太清楚。你大便怎麼樣？」換媽媽轉頭直接問孩子，但孩子還是不回答。

「真急死我了！您能開點藥讓她說話嗎？」又是這位媽媽在聒噪，「她咳嗽，就是一連串的咳嗽，沒有別的不舒服。」我憑著媽媽的敘述和孩子的舌苔脈象，開了方子。

這真使我一頭霧水，如果這個孩子不會說話，學生是她的鄰居，怎麼沒有提醒我呢？她媽媽為什麼說「你能開點藥讓她說話嗎？」等她們走後，我問跟診的學生：「你和她們真的是鄰居嗎？」「是呀！很多年了，很熟。」「那女孩會說話嗎？」「當然會！她生理上沒問題。」「她跟你說過話嗎？」「有呀，小時候還會說。只是後來在她媽媽的焦慮情緒，甚至可以說是強迫思維的影響下，話就越來越少，不管是在家裡還是在外面，都幾乎不說話。」

學生告訴我，她媽媽認為外面都很髒，所以不准孩子碰，如果孩子的衣服玩髒了，回家就要全面消毒，再放到洗衣機裡洗好幾遍。孩子的手摸到東西，同樣會反覆洗，恨不得刷掉一層皮。在媽媽眼中，孩子每一個動作、每一句話都有問題，都會受到媽媽斥責。

譬如她吃飯，嘴上黏一個飯粒，會不自主地用手去抹，媽媽就會大叫「不能用手，要用衛生紙」。孩子從紙盒抽出衛生紙，要是多帶出一兩張掉在桌子上，媽媽馬上不高興，「你怎麼這樣抽，多浪費呀！」如果把掉出來的再塞回去，媽媽一樣會講話，「沾到桌子的紙很髒，怎麼還能放回去。」以至於這個孩子現在哪兒都不敢去，也不想去，在學校裡不和同學接觸，上課不回答問題。放假時就一個人在家裡看電視或玩電腦，既不去找鄰居小朋友玩，也不願意和別人說話。

學生的一席話，使我感到非常意外。一個孩子的心理發育、社交能力的成長，既需社會、學校的關注，也要家庭的薰陶。如果孩子生長在一個充滿焦慮情緒的家庭，面對的是異常緊張，甚至有強迫觀念、潔癖習慣的父母，則長期處於慢性的應激狀態下，毫無疑問會影響智能發育。

國外的研究資料顯示，壓力和智商測驗中的語言、理解能力方面，存在負相關。兒童生活的壓力越高，他們在這些測驗中的表現就越差。那些在生活中遭受挫折越多的孩子，其行為的攻擊性和破壞性就越大。

# 治療身體、平復情緒才能停止焦慮

無論成人或是兒童，焦慮還會引發形體健康的問題。美國著名心理學家和人際關係學家卡耐基的《停止憂慮，你的人生可以改變》一書，引述威廉・麥格納格爾博士在全美牙醫學會演講的一段話：「焦慮、恐懼所產生的不快情緒，可能影響人的鈣質平衡，使牙齒容易受蛀。」麥格納格爾博士談到他的一位病人，原本有一口健康的牙齒，但在他的妻子生病住院後的三個星期裡，他卻因為擔心太太的病情，而有了九顆蛀牙，這都是憂慮引起的。

這讓我想起我的孩子在幼稚園的時候，班上一個小男生有十二顆蛀牙，那時他們剛滿五歲，小男生的媽媽從他有第二顆蛀牙開始，就帶他去看牙醫，每天嚴格監督他刷牙，但不知道為什麼，情況居然越來越差。現在想起來，那個小男生的爸爸，脾氣非常暴躁，經常打罵他，父母還天天吵架，由此引起孩子的焦慮，進一步導致鈣代謝的失調，因此才有一堆齲齒出現。

中醫早就有形神相關的認識，形體健康的失調，會引發心理健康的問題；而心理健康的失調，自然也會導致形體健康的偏差。**治療身體疾病，一定要關注病人的心理情緒狀態；治療精神疾病，則可從調節形體健康入手。**治療身體、平復情緒，就是我治療精神疾病的基本觀念。

Chapter

# 9

# 遠離驚恐發作

不管是恐慌症，還是心臟病發作，
都要及時到醫院進行鑑別診斷和治療，千萬別自作主張。
其實，不僅是恐慌症、廣泛焦慮有痰濁上蒙神竅的問題，
所有的精神疾病，都存在痰濁上蒙神竅的病機。

# 驚慌恐怖的感覺，在一瞬間神奇消失

焦慮症還有一種情況是急性焦慮發作，也稱恐慌症，發生時病人會感到十分恐懼，這究竟是怎麼回事呢？

一位二十九歲的男士，在父親的陪同下，來門診就醫。他見到我開口就說：「郝大夫，救救我，我可能快要死了。」我問他有哪些不舒服的症狀，他說：「得病三個多月了，就是查不出什麼問題，只有心臟內科醫師診斷為陣發性室上性心動過速，要幫我做射頻消融（也稱電燒）的手術，但又說即使做了這種手術，也不能保證病情不再復發。因此要不要動手術，我還在猶豫之中。但是發病時的感覺，和我爺爺當年的心肌梗塞幾乎一樣，實在太恐怖了。」

他一邊說，我一邊摸他的脈搏，脈稍數（脈數就是脈搏快的意思），這一般是病人見到醫生後，有一些緊張或者激動的緣故。不但會心跳加快，血壓也會輕度升高。我安慰他說：「你不要

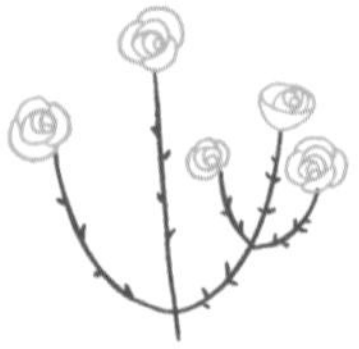

緊張，慢慢說，到底是怎麼回事？」

他說有記憶以來，身體一向不錯，除了偶爾感冒咳嗽喉嚨痛外，基本沒有得過什麼大病。三個月前的一個星期五，下班回家吃完晚飯後，他想看一會兒書，剛到書房坐下，突然感覺心臟劇烈跳動，好像要從嘴裡跳出來一樣，同時感到喉嚨像被人掐住般堵塞不通，胸部似壓著一塊大石頭，胸悶胸痛，呼吸困難，透不過氣來，彷彿就要憋死了。

接著出現頭暈頭痛，全身麻木僵硬，顫抖哆嗦，一點力氣也沒有，想吐吐不出來，想拉又拉不出去的症狀。他看到房間的書櫃、書桌都好像在空中飄忽不定。「不對，」他糾正自己說，「仔細想想當時的情境，好像不是房間裡的東西在飄浮，而是我的靈魂已經出竅，觀察的角度位移了，所以才看到上述的情景。」

他說他從來沒有過這樣莫名其妙、瀕臨死亡的驚慌恐怖感覺，還突然記起他十四歲時，爺爺急性心肌梗塞，等搶救過來以後，對家人所說的感覺也是這樣的。他認為這可能就是心肌梗塞，或許是即將猝死的前兆，覺得自己很快就要死了，他立即本能地、恐懼地大喊：「救命呀！救命啊！」但他覺得嘴完全不聽使喚，事後回憶起當時喊救命的聲音，真是沙啞顫抖到不行。

正在廚房收拾餐具的妻子聽到他的喊聲，急忙跑到書房，只見他面色蒼白，大汗淋漓，兩眼露出一股極其驚慌恐怖的神情，全身顫抖，癱坐在椅子上；她也嚇壞了，馬上撥打一二〇（中國大陸急救電話）。

他家離位於和平門附近的北京市急救中心很近，從打電話到救護人員上樓不用十分鐘。救護人員立即幫他戴上氧氣罩，測心率每分鐘一百六十次，量血壓一百六十／一百毫米汞柱。當場做心電圖，除了心跳過速、竇性心律不整，並沒有其他特別的異常。

隨後救護人員說：「你能不能自己站起來走出去坐救護車？」他對這句話很反感，心想：「我都快死了，你還讓我自己走。」但是他一句話都說不出來，只是感到全身麻木、顫抖僵硬，毫無力氣，動都不能動，根本走不了路，只好搖搖頭，表示不能行動。救護人員把擔架平放在地板上，將他抬上擔架送到救護車裡，火速趕往急救中心。

當醫生剛要做進一步的檢查和治療時，他突然感到小便窘迫，妻子便在護理師的引導下，拿來尿壺，為他接尿。撒完小便，心慌心悸、胸悶憋氣、呼吸困難、驚慌恐怖瀕臨死亡的感覺，頭暈頭痛、出冷汗、全身麻木、顫抖無力的所有症狀，卻突然間神奇地消失了。

他坐起來說：「現在好了，沒事了。」但醫生們並不放心，再量血壓，測心率，測血糖，做心電圖、心臟彩色超音波和腦電圖（腦波檢查），這實際上是想排除心臟疾病、癲癇和低血糖的情況。在急救中心一直折騰到凌晨兩點左右，也沒有找出具診斷意義的檢查結果，醫生開給他速效救心丸和丹參滴丸，囑咐他把這兩種藥隨時帶在身上，如果有類似的發作，就放在嘴裡含化，並及時到醫院就診。

他在妻子的陪同下自行搭車回家，周六周日休息了兩天，沒有任何異常的感覺。周一用完早餐，他自己開車上班，上周五傍晚的事情，就像從來沒有發生過一樣。

平靜了十多天以後，那天是周四，早上吃過早飯，他如往常一般，七點鐘準時下樓，開車去上班。把車開出社區不久，他就突然出現上次那種感受，趕緊用盡全身力氣，把車停到路邊，拉起手煞車，用無力僵硬而顫抖的手撥通了一一九，哆嗦吭哧了半天，才勉強說出自己所在位置以及車型、車號和車的顏色。

他從口袋裡掏出速效救心丸，顫抖著倒出幾粒含在嘴裡，但仍然害怕得很，在恐懼中期盼著救護車趕緊到來。由於是早晨的上班尖峰，道路堵塞，車行緩慢，這次救護車來得沒有那麼快，大約二十分鐘後才抵達。但這二十分鐘對他來說，漫長得像是過了一個世紀。

救護人員把他抬上救護車，一邊往醫院疾駛，一邊幫他戴氧氣罩、量血壓、測心率、做心電圖，車剛開進院內，他像受到什麼異味刺激一樣，突然打兩個噴嚏，又深深哈了一個呵欠，所有的症狀突然又緩解了。但醫生還是做了一系列檢查，仍然無所獲。他的妻子接到醫院的電話，急忙請假，把他接回家。

有了這兩次發作的經驗，他再也不敢掉以輕心，尤其是不敢自己開車上班，每天都要老婆陪著，到辦公室後，她才能去上班；傍晚下班時，也要妻子到辦公室接他，才敢開車回家。

一周後剛吃完晚飯，突然發作第三次，他趕快吃下多顆速效救心丸。他的妻子照例撥打一二〇，但這次救護車還沒有開到急救中心，他的病情就緩解了。他認為這次是藥物幫了大忙。速效救心丸是治療心肌供血不足、心絞痛發作的，既然吃藥有效，他就更擔心是心臟出了問題。

# 判斷急性焦慮發作的四個依據

從此，他就開始歷時兩個多月的看病過程。他先後到過多家醫院，因為發作時的主要表現是心慌心悸、心率過快，當然心臟內科是首選，同時伴有胸悶氣憋和嚴重的呼吸困難，也去了胸腔科做系列檢查。另外還有全身顫抖、麻木僵硬，甚至抽搐，他還看過神經內科。再加上有想吐吐不出來、想拉拉不出去的症狀，他又跑去消化內科。有人說是不是甲亢、內分泌失調等，他也到新陳代謝科門診。

當這些科室都沒有明確的診斷結果，和特別的治療方法時，他只好求助中醫科。查心臟，普通心電圖做了不計其數，還做過二十四小時心電圖、履帶式跑步機運動心電圖、上下階梯運動心電圖和多次心臟彩色超音波。查肺，拍過胸部X光和CT，做過肺功能檢查。查大腦，做了腦部CT、核磁共振，光腦電圖就做了四次，其中還做過一次二十四小時腦電圖。血壓、血脂、血糖、鼻咽內視鏡、胃鏡等，能查的都查了，結果都顯示正常。可是從此以後，他發作的次數卻越來越頻繁，不分時候場合，沒有任何預兆，突然就會發生。

他現在痛苦和緊張的原因，是不知道自己得了什麼病，還能不能治好。他說，從第三次發作後，已經有兩個多月沒有去上班了，偶爾開車出門，不僅要妻子或者父親陪著，還要先查一下地圖，看看要走的這條路在五分鐘車程內，有沒有大醫院，如果沒有，馬上換一條路。

他家附近有兩個三級甲等醫院（相當於台灣的醫學中心）、兩個區級醫院。因為找不到發作的規律，最近一個多月來，乾脆就輪流到兩個三甲醫院急診科的候診大廳坐著，如果發作時馬上能就診。但是，他又不敢自己在醫院坐著，怕發病時不能呼救。於是，傍晚就讓妻子陪著，在醫院坐到晚上十一二點才回家睡覺。白天老婆上班，換退休的父親陪同在醫院裡坐一天。兩個三甲醫院急診科的候診大廳，幾乎成了他最安心的地方，但在醫院坐著的時候，並沒有發作過。

「曾在睡夢中發作過嗎？」我突然打斷他的話問道。「沒有，從來沒有，只要睡著，就一切平安了。」他繼續說，「可是回到家裡，這個病不定時會向我襲來，還是得打一二〇。三個月來一共發作過十多次，也打過同樣數目的一二〇，每次時間短則十多分鐘，長的也不超過一個小時。」

雖然他還在滔滔不絕講著，但我的心中已經有了較為明確的診斷，這是一個很典型的恐慌症，也就是急性焦慮發作。

恐慌症的特點是，發作時意識清楚，歷時短暫，一般是五～二十分鐘，在十分鐘內達到高峰，很少超過一小時，很快就能自行緩解；或者以打呵欠、撒尿、入睡而結束。發作期間精神狀態正常，發作之後，患者能回憶一切經過，但不久又可能突然再發作。表現為嚴重的窒息感、瀕死感或精神失控感，宛如世界末日，驚恐萬狀。

常伴有嚴重的自律神經功能紊亂症狀，主要為以下三個方面：一是心臟，出現胸痛、心率過快、心跳不規則；二是呼吸系統，出現胸悶、呼吸困難；三是神經系統，出現頭痛、頭昏、眩暈、暈厥和感覺異常。恐慌症發病急，因伴有明顯的自律神經系統症狀，而常被誤認為器質性疾病，患者常突然發病而被送往醫院急診。

這位男士和大多數罹患恐慌症的病人一樣，在反覆出現急性發作之後的間歇期，常擔心再次發作，因此產生預期性的焦慮，擔心發病時求救無門，就產生迴避行為，不敢單獨出門，或出門時要他人陪伴，或出門前要先知道沿線有沒有醫院，後來乾脆就整天坐在醫院急診科的候診大廳，等待發作的到來。

根據 WHO 制定的國際疾病分類（ICD — 10）之診斷標準，恐慌症的診斷依據為一個月內至少發作三次，每次不超過兩小時。發作時會影響日常活動。兩次發作之間，除害怕再發作外，沒有明顯的其他症狀，並有以下四個特點：

**1.發作的情境中沒有真正的危險。**（他在書房看書，開車上下班，都是平常的生活行為，哪有什麼真正的危險。）

**2.並不局限在已知或可預料的情境中。**（排除對特定環境的恐懼症，如密閉空間恐懼症、廣場恐懼症、社交恐懼症。）

**3.在驚恐發作間歇期幾乎無焦慮症狀。**（儘管常會擔心下一次發作，但是沒有廣泛焦慮，事事糾結，坐臥不安。）

**4.不是由生理疲勞、軀體疾病**（如甲狀腺功能亢進、低血糖、心臟疾病）**或藥物濫用的結果。**

因此將這個人診斷為恐慌症，應當是恰當的。其實，之前很多科室的醫生都已經想到這一點，勸他到精神專科醫院進一步確診治療，但他認為自己精神完全正常，發作的整個過程，並沒有心理情緒異常的誘因，而且自己完全清楚發病的經過。其實他和大部分人一樣，對精神疾病有偏見，所以始終沒有接受這個建議。導致他發病已經三個月，還沒有開始正規、正確的系統治療。

我告訴他：「你的病基本上為恐慌症，也就是急性焦慮發作、急性焦慮障礙。它出現的身體症狀，看起來或許十分可怕，其實是死不了的。」因為他特別擔心會猝死，所以我要先打消他這個最重要的顧慮。

「真的不會死嗎？」他還是很擔心地問。我說：「真的不會死！」「那些心臟病、心肌梗塞、猝死的人又是怎麼回事？」我說：「急性心肌梗塞的病人，大多有高血壓、高血脂、冠狀動脈硬化的病史，相對來說，也屬於年齡較大者的宿疾，你的年紀輕，應該沒有動脈硬化的毛病。且在醫院做過那麼多次心臟的檢查，除了在發病的當時心率過快、竇性心律不整之外，並沒有發現其他心臟器質性的病變。」

# 所有精神疾病都存在同樣的病機

這個患者說，他的爺爺就是急性心肌梗塞去世的。十四歲那年，爺爺帶他爬完山回來，說累了，剛躺在床上，突然喊：「救救我，救命！」但是聲音和平常完全不一樣。他看到爺爺臉色發白，嘴唇發紫，滿頭滿臉冒虛汗，不知道是怎麼回事，急忙把家人叫來。大人們把爺爺送到醫院，很快住進加護病房，直到十多天後的一天下午，他才在母親的帶領下，第一次到醫院看爺爺。

爺爺已經脫離險境，看到他十分高興，對他和媽媽說：「那天我們爬山，從來沒有感覺過那麼累，回到家想躺在床上休息一會兒，沒想到突然覺得有一塊大石頭壓在胸口，壓得我喘不過氣來，喉嚨也像被人掐住一樣，想喊喊不出聲音。心就像突然不跳了一樣，隨後又立刻跳個不停。我想這次可能完了，再也見不到孫子了，沒想到還能活過來。」

後來爺爺出院回家，可是稍微勞累或者有些生氣，就會犯心絞痛，天天吃藥。不到一年，有一天因為家裡的事情，爺爺生氣，隨後又出現像第一次發病時的情況，可是這次沒有搶救回來，爺爺就這樣走了。

「醫生，我的病和爺爺描述發病時的感覺是一樣的，所以我真的很擔心是心臟病，這是有家族遺傳因素的。」

我問：「你爺爺有高血壓嗎？」他說：「爺爺一直有高血壓，而且在第一次發病前，就有冠狀動脈供血不足和心律不整的心電圖報告。他平時很少運動，連擦桌子、澆花、買菜這類輕鬆的事情都不做。」

我分析說，爺爺平時運動鍛鍊較少，突然跑去爬山，所以有點勞累過度。第二次發病是在生氣後，勞累和生氣都會使血壓升高，心臟負擔加重，所以才誘發心臟病的急性發作。我問他：「你有高血壓嗎？你在發作之前，有明顯的勞累或者情緒激動的誘因嗎？」「沒有，我在家靜靜地看書，莫名其妙就突然發病了，在運動或勞累後反而沒有發過病。」

「可見從年齡、病史和發病誘因來看，你和你爺爺的情況都不同，所以你不是心臟的器質性病變，而應當是精神疾病中的急性焦慮發作。」「醫生，我的精神很正常，怎麼可能是精神疾病呢？」我說：「凡是思維、認知、情感、意志和行為，出現不同程度障礙的，都可以歸屬於精神疾病。你在發病時，由於身體症狀特別明顯，同時出現極其恐懼焦慮的情緒，竭力尋求救助的想法和行為，這就是情感意志和行為發生異常的表現呀，所以在疾病的分類上，就可以歸屬於精神疾病的範疇。」

「這種病治得好嗎？」「當然可以，不過我建議結合中西藥物，療程會短，不舒服的反應較少。關於西藥的應用，我建議你到精神疾病的專科醫院診斷、治療。關於中藥，我從調節臟腑功能的角度入手，給你開方用藥。」

他請我說明使用中藥的思路，因為這三個月來，他也看了不少中醫相關書籍。於是我用中醫名詞向他解釋：「從中醫來看，治療精神疾病，首要調節臟腑功能。就拿你的情形來說，驚恐發作首先是心率突然加快，心中惶恐不安，這顯然和《黃帝內經》說的『心主血脈』『心主神志』有關。你的舌尖很紅，這是心火盛的徵象，因此要考慮清心安神的問題。」

我繼續說：「發作時驚恐不寧；在《黃帝內經》中，把驚恐與肝膽連結起來的地方最多，如『病入肝，驚駭筋攣』，『其病發驚駭』，『肝藏血，血舍魂，肝氣虛則恐，實則怒』，少陽、厥陰『其病掉眩支脅驚駭』，這裡的少陽代表膽，厥陰代表肝。當然，《黃帝內經》裡還有『腎在志為恐』的說法，就是把『恐』和腎氣虛也連結在一起。」

「發作時全身顫抖、麻木、僵硬，甚至抽搐、頭暈頭痛，這些症狀說來就來，說走就走，都屬於中醫所說的風象，風性『善行而數變』，而風象也和肝有關，《黃帝內經》說『諸風掉眩，皆屬於肝』，這是肝風內動的表現。你的舌質紅，舌尖尤其紅，此乃心火盛。舌苔白厚而膩，則為氣機不暢、痰濁內阻的徵象。痰濁並不專指肺和器官的分泌物，而是代謝不暢、津液體液濃縮黏滯的代名詞。」

「清代著名中醫沈金鰲寫的《雜病源流犀燭》裡，有一段非常精闢的說明：『人自初生，以致臨死，皆有痰……火動則生，氣滯則盛，風鼓則湧，變怪百端，故痰為諸病之源，怪病皆由痰成也。』在中醫文獻裡，還有『怪病多屬痰』『千般怪異證，多屬痰與火』『怪病多因痰作祟』等說法。你既有肝氣的鬱滯，又有心火的偏盛，產生痰濁是必然的現象。痰濁上蒙神竅，也是導致精神疾病的重要因素。其實，不僅僅是恐慌症、廣泛焦慮有痰濁上蒙神竅的問題，所有的精神疾病都存在痰濁上蒙神竅的病機。」

透過這些分析，我採用疏肝膽、益心氣、化痰濁、寧神志的綜合治法。這個病患還聽從我的建議，第二天去了北京大學第六醫院，在西醫專家的指導下，開始服用抗焦慮的西藥。中西藥物並用後兩周，出現過一次短暫的發作，但症狀輕微，心中淡定，沒有打求救電話，幾分鐘後自行緩解。後來兩個月他都沒有發作過，於是恢復工作。

五年以後，他帶父親來門診看頸椎病，告訴我當年他用中西藥物共治療五個月停藥，之後再也沒有發作過。但他又分享另外一件差點鬧出人命的事情讓我知道。

# 心臟病和恐慌症，傻傻分不清楚

他開始上班以後，辦公室的同事都問他：「你原來那麼重的心臟病，怎麼就完全好了呢？」小夥子輕描淡寫地說：「不是心臟病，而是一個從來都沒有聽過的恐慌症，發作的時候，和陣發性室上性心動過速或者冠心病心絞痛的症狀類似，但不用緊張，挺一會兒，治療或者不治療都能自己好。」

說者無意，聽者有心。公司一個比他大十多歲的同事，是個大胖子，一六五的身高，一百一十公斤的體重，平時走路都喘。一天和朋友聚會回到家，突然心中憋悶疼痛，呼吸困難，冷汗淋漓。家人一看不對勁，就要送他去醫院。但他說不用，我們公司某某就有過同樣的病，叫恐慌症，過一會兒就自動會好。可是他忍了近一個小時，不僅沒有緩解，而且手腳冰涼，意識不清，家屬才趕緊呼叫一二〇，後來醫生說，病人是急性心肌梗塞，如果再晚來半個小時，就沒命了。

小夥子告訴我：「同事的心臟中裝了三根支架，才保住性命。所以我再也不敢對別人說，恐慌症發作不用去醫院。」

不管是恐慌症，還是心臟病發作，都要讓醫生進行鑑別診斷和治療，千萬不要自以為是。作為病人，自己並不一定能夠正確判斷疾病。而且還真的有人，既有恐慌症，又有心肌缺血的心臟疾病，這就更不能掉以輕心了。

# 冠心病？恐慌症？別自己嚇自己

兒子陪著來求醫的是一位六十九歲的男性長者，病人說，三年來他經常出現心慌心悸，胸悶氣憋。在一般情況下，含一片硝酸甘油，很快就可以緩解。醫院多次建議他做心導管檢查，但是他特別膽小，總是擔心有危險或者是副作用，一直逃避。

兩個月前的一次發作，特別嚴重，明顯有一種瀕臨死亡的恐怖感，兒子緊急把他送往北京某著名的心臟專科醫院，這次他再也不敢拒絕了。檢查結果顯示，有一條動脈堵了五十％，一條堵了七十五％，另一條是九十％，醫生說必須安裝支架，否則隨時有心肌梗塞甚至猝死的危險。家屬和病人都依從醫生的建議，當時就裝了三根支架。不久，他就痊癒出院。

可是回家後，他心裡一直不舒服，總感覺那三根撐著心臟血管的支架，很難受。在這裡我要插一句話，冠狀動脈內沒有神經，是不會感覺到支架存在的，但他仍然說很難過，而且手術後心臟病還經常發作。

他兒子接話說：「我爸手術後，心臟病發作的次數不僅沒有減少，反而增多，發作的程度不僅沒有減輕，反而加重。以前會胸悶胸痛，氣憋，含一片硝酸甘油，自己休息一下，也就過去了。現在每次發作，都有快掛掉的感覺，不管是白天還是夜裡，我在上班還是在外面開會，一旦有事，我媽就馬上打電話來說，『你爸快不行了，趕緊回來！』如果我出差不在北京，我老婆就得過去。因為這樣，我們每天都提心吊膽，寢食不安，全家都不得安寧，就怕電話鈴響。」

「呼叫一二〇更是家常便飯，但只要到了醫院，發作也就基本緩解了，我們再趕過去把他接回來。因為他有冠狀動脈支架手術的經歷，所以醫生每次都說，要回去原來做手術的醫院複查。我們也照辦，但心臟內科、心臟外科能做的各項檢查也都做了，都說支架沒有問題，冠狀動脈是暢通的，供血情況是良好的，這些症狀可能和心理精神因素有關，請我們轉到精神科，或者找中醫看看。」

「我們全家無法接受心臟專科醫師的建議，明明是心臟病，還放了支架，怎麼會變成要看精神科呢？這不是明擺著不想承擔責任，只想把病人推出來嗎？看中醫我們倒能接受，所以今天就帶著他老人家過來了。可是中醫是調理慢性病的，像這樣常常急性發作的心臟病，中醫有辦法嗎？管用嗎？」

我沒有直接回答他的問題，而是問患者本人：「你覺得支架手術前後，心臟病發作的感覺是完全一樣的嗎？」老先生不假思索地說：「是一樣的，而且更重了。以前發作，我只是胸口悶一些，心裡雖然害怕但不嚴重；現在發作，是心跳更快，全身哆嗦、出冷汗的症狀甚於以往，有一種瀕臨死亡的感覺，所以我心裡特別害怕緊張。」

「之前還能上街買菜，現在根本不敢自己出門，也害怕出門，不得已時一定要老伴跟著，怕心臟病發作，身邊沒有人呼救，死在外面。我睡覺會打鼾，所以多年來和老婆是分房睡的，現在不敢一個人睡，怕連說再見的機會都沒有，一定要她陪我，才能安心入眠。這不是加重了是什麼？」

我感覺病人原本就有心臟疾病，也有恐慌症，雖然裝支架暫時改善冠狀動脈的問題，但恐慌症的症狀卻明顯加重。我在臨床上，見過很多經歷手術、外傷（包括骨折）、產後的人，在復原階段出現焦慮、憂鬱、心煩易怒、失眠多夢、情緒不穩等精神狀態。原因是什麼，我還在研究中，但因素之一應當和手術、外傷、生產過程及其後的身體健康變化與心理壓力有關。這位先生心臟手術後恐慌症加重，是符合一般正常反應的，因為手術過程儘管簡單，但畢竟要經歷心理壓力。

我看了脈象，脈弦滑（弦就是血管緊張度高），這說明他整個身心處於緊張焦慮的狀態，中醫叫氣鬱。舌紅，舌苔白厚而膩，乃內有鬱熱，又伴三焦代謝不暢、痰濁內盛的徵象。我仔細查看他在心臟專科醫院所做的各種檢查報告，對他說：「先生，你的心臟病並沒有加重。你原本就有心臟毛病和恐慌症，透過手術，已解決心臟問題，但恐慌症仍然存在，且因經歷手術的壓力而變本加厲。所以心臟內、外科醫師的建議是對的，你現在的所有症狀，不是心臟方面，而是急性焦慮發作了。」

我採用舒肝養血、和胃化濁、定志安神的中藥複方治療這個病人，同時也請他到精神科掛號，尋求西醫的幫忙。後來聽他兒子說，老爺子服中藥一個月後，恐慌症就再也沒有發作，繼續服藥兩周後停藥。而且他不聽話，根本沒有去精神科診治，更遑論吃西藥，光靠中藥就有療效。

現在這一家人，又恢復久違的祥和生活，兒子高興地說：「再也不怕老爸老媽的電話了，現在他們打電話回來，都是說想孫女，什麼時候有空帶孩子回家玩呀之類的話。」

和焦慮症相似的一個精神疾病，叫憂鬱症，憂鬱症有哪些表現？我們又應當怎樣認識和面對呢？

Chapter

# 10

# 和憂鬱說再見

憂鬱症早已成了一種常見病，甚至與感冒一樣普遍。
它的病機應是肝膽氣鬱、少陽不足、三焦不暢、樞機不利、
痰濁內阻、心神不寧，這就是中醫辨證的結論。
所以要和樞機、解鬱結、益少陽、暢三焦、化痰濁、寧心神，
此乃憂鬱症的根本治法。

# 診斷憂鬱症的兩大標準

憂鬱症是以心情低落，並伴有相應的思維及行為改變為主要特徵。通常表現為情緒低潮、思維遲鈍、言語動作減少等三合一症狀。發作期間，情感憂鬱、愁容滿面、悲觀厭世、自責自罪、興趣減少、心煩焦慮、聯想和動作遲緩，甚至呆若木雞。往往有晨重夜輕、春季易發的特點，常伴頭痛頭暈、失眠早醒、胸脘鬱悶、肢體竄痛、疲軟無力、手足厥冷、食慾不振、體重減輕等身體異樣。這位女士的內在和外觀，完全符合憂鬱症的臨床特徵。

我們再來對照一下中國一九八四年十月制訂的《躁鬱症臨床工作診斷標準》，看看這位女士是否可以確診。

**1.症狀以心情憂鬱為主要特徵，且相對持久，但在一日內會有晨重夜輕的節律變化。**

我們看看這位女士，特徵符合，整個上午賴床難起，到了傍晚症狀減輕，存在著明顯的晨重夜輕變化。

**2.首次發作者，情緒障礙至少已持續兩周，且具有下列症狀中的四項。**

這位女士過去沒有這樣的病史，這次是首次發作，而且已經持續兩個多月。下列九項，我們看看她有幾項：①對日常生活喪失興趣或無愉悅感。②精力明顯減退，無原因的疲倦，軟弱無力。③反覆出現想死的念頭，或有自殺企圖或行為。④自責或內疚感。⑤思考能力或注意力退步。⑥精神運動遲鈍或激烈高昂。⑦失眠、早醒或睡眠過多。⑧食慾不振，體重明顯減輕。⑨「性」趣缺缺。以上九種症狀，前八種她都有，那第九種有沒有已經不重要了。

她在發病後兩個月內，透過多家醫院的生化檢驗，已經排除內臟的器質性病變。也就是說，由其他疾病或藥物所導致的可能完全為零，所以將這位中年女士診斷為憂鬱症，是沒有問題的。

這樣的病症，既有身體的不舒服，又有心理的痛苦，那究竟算是心理問題呢？還是身體問題？如果是心理問題，就要找心理諮商師來進行輔導，讓她趕快走出迷途和困境。如果是身體問題，就要採用中西醫的藥物和其他手段，來治療身體。我認為憂鬱症的根源在於身體，應當採取治療身體的方式來改善情緒。

## 病在情緒，根在身體

這位中年女士經過中藥治療，病情很快好轉，兩周後複診，就已經不再需要家人陪同，而是自己直接來到門診。我後來知道，她是一個科研單位的副研究員，從小學到大學，一直是優秀學生。開始工作後，認真負責，嚴格督促自己，事事力求完美，家庭和樂圓滿。顯然，她不是一個心理發育不健全的人，也沒有遭遇過特別的挫折。

兩個多月前一次重感冒後，她開始出現嚴重失眠，隨後逐漸情緒低落、鬱鬱寡歡、思維遲鈍、動作緩慢。可見憂鬱症的出現，應該是身體健康出了問題。

大量臨床研究表明，女性罹患憂鬱症的比例是男性的兩倍，特別是在經期前後、產後、更年期等內分泌發生變化的特殊時期，機率明顯增加，於是就出現經前憂鬱、經後憂鬱、產後憂鬱、更年期憂鬱等。有些罹患慢性疾病如心臟病、中風、糖尿病、癌症的人，或者有手術、外傷、骨折等經歷的人，或者減肥過度體重溜滑梯的人，更容易受到憂鬱症的困擾。老年人由於身體機能退化，導致憂鬱症上身的機會也大大增加。

以上在在說明，憂鬱症和身體健康狀況有密切的關係。儘管不少憂鬱症病人有精神創傷、親人死亡、事業挫折、婚姻變故等誘因，但也都是在身體健康異常的情形下發病的。可見是身體健康出問題，才導致精神情緒的異常。**應當說憂鬱症是病在情緒，根在身體。**

負向情緒會導致身體健康失調，於是出現許多身心症。而身體健康的紊亂，也會造成精神心理健康的不正常，從而出現諸多精神疾病。所以中醫學一直強調形神相關，心身一體，身體和心理之間的健康絕對密不可分。

《黃帝內經》中，把情緒和五臟健康聯繫在一起。「怒傷肝，肝在志為怒。喜傷心，心在志為喜。思傷脾，脾在志為思。悲傷肺，肺在志為悲。恐傷腎，腎在志為恐。」說明負向或者過激情緒，會導致臟腑功能失調，而臟腑功能失調，也會造成情緒變化的異常。這種把精神心理情緒和臟腑功能狀態連結起來的思想，就為治療精神心理疾病提供了思路。因此面對憂鬱症，我的對策是，治療身體，平復情緒。

該如何治療身體？從哪些方面入手？中醫治病，核心在於找出病機，也就是出現這些症狀和現象的機轉。這就需要從憂鬱症的發病與症狀特點切入。

憂鬱症在中醫歸屬於鬱證的範疇。全身氣的運動，使氣血津液水液的代謝暢通無阻，主要是肝主疏泄的功能在發揮作用。疏就是疏通，泄就是宣洩，因此治療憂鬱症，肯定要舒肝。

另外，我思考的問題是，為什麼很多憂鬱症的病人，有晨重夜輕的晝夜節律變化，和春季易復發的四季節律現象？春季、早晨陽氣的量，和陽氣的運動趨向，有什麼特點？為什麼日照時間短的比日照時間長的容易發病？

## 看五行規律，找治病要領

春季陽光和煦，氣候溫和，所以《黃帝內經》把春天的陽氣叫「少陽」，少就是小，少陽就是陽氣的量較少的意思。這是和夏秋兩季的陽氣相比較而言的。夏季陽光強烈，氣候炎熱，自然界的陽氣最旺盛，叫「太陽」，太就是大的意思，意即陽氣強大。

秋季陽光漸弱，氣候涼爽，陽氣顯然要弱於夏季，但比春季強烈，因秋後還有一伏，民間謂之「秋老虎」，於是把秋季的陽氣叫「陽明」。陽是陽氣，明是顯著之意。冬天陽光最弱，氣候寒冷，陰氣很盛，就不再用陽字命名，而用「太陰」「少陰」「厥陰」稱之。

雖然春天的陽氣量少，但人們觀察到它的來臨，使種子迅速生根發芽、樹木馬上長葉換色，植物的營養向枝椏的末端輸送，表示少陽陽氣的運動趨向，是四周展發疏泄，也就意味著，春季的少陽之氣，支配著植物乃至一切生物的生命活動。在《黃帝內經》裡，把春天少陽之氣的展發疏泄運動趨向，叫木氣、木運、木行。五行中的木，不是樹木、木材，而是代表陽氣向四周的展發疏泄運動。

夏季，植物的根鬚生長減緩，枝葉繁殖茂盛，營養向頂端輸送，這是太陽之氣的上升運動，支配著自然界一切生物的生命活動，於是就把這種上升的太陽之氣，命名為火氣、火運、火行；秋季，植物的枝葉根鬚乾枯，營養向主幹、果實、種子內貯藏，這是陽明之氣的內收運動，也稱為金氣、金運、金行；冬季，萬物生機潛閉，種子滯育，陽氣潛降，陰氣主時，於是就有水氣、水運、水行之名。

而在季節更替的時候，氣的運動則是升與降、外展與內收相平衡，《黃帝內經》稱其為土氣、土運、土行。這就是五行的由來。在五行中，木火土金水分別代表著陽氣的不同運動趨向或者狀態。由於一年四季陽氣有序交替，才使植物有了生長化收藏的生命節律、動物有了生長壯老已的生命過程。因此，《傷寒論》說：「天布五行，以運萬類。」

就一年而言，由於春季的到來，少陽木氣的展發，使植物開始新一輪的生長化收藏順序。如果春季少陽之氣不足，溫度太低，木氣展發趨緩，就會影響到種子的生根發芽、樹木的伸枝展葉，也就是植物的規律被打亂。因此，一年之計在於春。

《靈樞・順氣一日分為四時》說：「春生夏長秋收冬藏，是氣之常也，人亦應之。以一日分為四時，朝則為春，日中為夏，日入為秋，夜半為冬。」也就是說，一年有四季，一天有四時。就一日而言，寅卯辰這三個時辰（凌晨三點到上午九點），太陽從東方逐漸升起，灑滿一地金黃色，但此時陽光並不強烈，因此為一天之中的少陽，陽氣的運動趨向，也是展發疏泄布陳，亦稱木氣、木運、木行。

於是大地在清晨少陽木氣展發之力的推動下，由夜間的沉寂狀態轉為白天的活躍狀態。如果清晨東方一片烏雲或者地面霧霾彌漫，少陽木氣展發無力或者受阻，則大地轉為活躍狀態的時間必然遲滯。因此，一天之計在於晨。

# 身心症病機關鍵在於膽和三焦

就人體而言，《黃帝內經》把膽與三焦命名為「少陽」。因為這兩個臟器，或者說系統中的陽氣還比較弱小。人體中的陽氣，中醫也叫「火」，心陽叫君火，其他臟器的都為相火，包括膽和三焦的，這是生理的概念。膽和三焦中的陽氣、相火相對比較弱小，但它們的運動趨向是展發的、疏泄的、布陳的，所以又和五行中的木氣相應。也就是說膽和三焦屬少陽，為木行，它們的功能和作用是什麼呢？

膽附於肝，與肝相表裡，有藏精汁、主疏泄、主決斷、寄相火（就是藏陽氣）四個方面的功能。藏精汁和主疏泄的功能正常，則膽腑精汁（也就是膽汁）儲藏和排泄有規律，這就使胃氣可以降濁，脾氣可以升清，裡氣調和。如果這個功能失調，就會出現食慾不振、噁心噯氣、或便祕或便溏、或腹脹的症狀，它們既是膽囊炎、膽結石的常見症狀，也是憂鬱症的常見症狀。

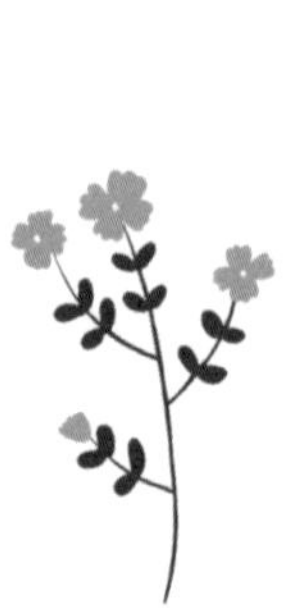

主疏泄、主決斷和寄相火的功能正常，則處事果斷而少猶豫，精神愉快而少憂鬱，身心放鬆而少焦慮，思維敏捷而少遲鈍，這對人的精神情志之條暢、心理承受能力之高低，都有重要的作用。這就是罹患憂鬱症的人，為什麼在精神憂鬱的時候，還伴有優柔寡斷、膽小害怕、緊張焦慮、思維遲鈍的道理所在，即是膽腑主疏泄、主決斷、藏相火的功能低下所致。

而主疏泄和寄相火的功能正常，則五臟六腑氣機通暢，全身新陳代謝旺盛。因此《黃帝內經・素問・六節藏象論》說：「凡十一臟，取決於膽也。」我的理解就是，五臟加六腑合起來這十一個臟器的新陳代謝，要興旺發達起來，需依賴少陽膽腑木氣展發疏泄之力的推動、促進和激發。這就像一年的收成要好，或白天一天的活躍，都得靠春天少陽木氣的展發推動一樣。

三焦是什麼？用中醫的話來說，其為通行元氣（元氣就是能量）、運送水穀精微和水液的道路及場所。毫無疑問，就是指物質代謝、能量轉化的道路及場所。人體任何一個細胞、組織或器官，都存在物質代謝、能量轉化的過程，因此人身處處是三焦。

三焦內藏的陽氣，也屬少陽，三焦少陽之氣不足或者鬱遏，必然導致整體的代謝紊亂，痰水內生，使氣機更加不暢。這就像天空的烏雲、地面上的霧霾遮蔽陽光一樣，於是人體出現重度乏力、精神憂鬱、神識迷濛等現象，這也是憂鬱症常見的臨床表現。

膽和三焦的陽氣，像是春天和早晨初升的太陽，不亢不烈，陽氣雖不強大，但木行展發疏泄的運動趨向、作用部位卻是全身的，對五臟六腑的新陳代謝、心陽心火的振作、肝氣的疏泄條達、脾胃之氣的升降、體表陽氣的布陳以及精神情志的抒發，都有決定性的促進、調控功能。在中醫把它比作樞紐，叫少陽主樞，這就像車輪的軸承、門扉的合頁（鉸鏈），主管著整個車輪的轉動和門的開合一樣。因此，**一人之計在於少陽膽和三焦**。

人體臟腑的代謝和精神情志的活躍與歡愉，在什麼時間，對膽和三焦的少陽展發疏泄之氣，依賴程度最強烈呢？是一年的春季和一天的清晨。當膽和三焦的陽氣不足，在春季和清晨當旺而不旺，當展發疏泄而無力動作，當大力支持卻閉縮不前的時候，氣機鬱遏、代謝低下、心神失養、痰濁蒙蔽、精神憂鬱、思維遲鈍、重度乏力等等症狀就加重或者復發了。

在夏季和中午，陽光強烈，烏雲或霧霾漸散，人體得到太陽之氣，也就是大自然陽氣的幫助，憂鬱狀態減輕。秋冬、下午和傍晚，自然界的陽氣逐漸內收、下降、潛藏，天人相應，人體五臟六腑中主要臟器的代謝機能，也慢慢趨於平緩，於是對少陽木氣展發疏泄的依賴程度，當然大大降低，即使它們不足，也無所謂了，於是憂鬱症的各種症狀，就暫時減輕或者緩解。

根據這樣的分析，憂鬱症的病機應當是肝膽氣鬱、少陽不足、三焦不暢、樞機不利、痰濁內阻、心神不寧，這就是中醫辨證的結論。有了結論，就會有治法，這叫「法隨證立」。**應該和樞機、解鬱結、益少陽、暢三焦、化痰濁、寧心神，這就是一般憂鬱症的根本治法**。

# 和解消百病，選方尋經典

中醫把治療方法中的汗、吐、下、和、溫、清、補、消，稱作「八法」。八法中的「和法」，亦即「和解法」，我認為就是「和樞機、解鬱結」，並不是中和。而和解法正是我在治療許多精神疾病和身心症的過程中，最為常用的方法，於是有學生竟然戲稱我為「和解派」。

門的開合自如，要靠合頁的轉動輕巧；車輪的旋轉靈活，要靠軸承的潤滑圓融。合頁與軸承，就是門和車輪的樞紐。人體的氣血流暢，代謝通達，心情愉悅，要依靠少陽膽和三焦氣機展發疏泄之力的促進和推動，因此《黃帝內經》說「少陽主樞。」即表明少陽膽和三焦就是人體的樞紐，就是調節人體氣血循環和新陳代謝的合頁與軸承。

而「和樞機、解鬱結」的治療法則，就是為人體的合頁或軸承，除鏽拋光並添加潤滑油。只要少陽膽和三焦的氣機暢達，則百病皆消。於是我稍稍誇張一點說，就是「和解百病消」。當然並不排除在其他情況下，汗、吐、下、溫、清、補、消等方法的應用。

在中醫界，人們把《黃帝內經》、《傷寒論》和《金匱要略方論》稱作經典，而《傷寒論》和《金匱要略方論》中所記載的方劑叫經方（經典方劑），把後世醫家所創制的，臨床使用率高、療效好的叫名方。這些方劑經上千年的臨床應用，和現代實驗室的研究，仍屬於用藥精準、配伍嚴謹、療效確切，至今還在造福有病痛的民眾。

我選了中醫經典著作之一《傷寒論》的柴胡桂枝湯，後世名方溫膽湯，唐代醫家孫思邈《千金要方》的定志小丸合方加減，寒溫並用，攻補同施，具有和樞機、解鬱結、助少陽、暢三焦、化痰濁、寧神志、定魂魄的作用。從中醫治法的分類來看，這個複合方劑當然屬和解的範疇。臨證使用此方治療憂鬱症，當然還要隨證加減。怎麼加減，就要根據病人當下的具體情況來處理了。

我們前面提到的那位副研究員女士，就是運用這樣的思路和方劑，兩周症狀大減，三個月恢復上班。治癒後至今十幾年，沒有再復發。

由於憂鬱症有確定的症狀，而病人的臨床表現又大多雷同，所以我用同一個方子來治療此病，有人把這種方法看成是辨病選方。但我認為這是透過辨識病機後的選方，仍然屬於中醫辨證論治的範疇。有意思的是，我把這種治療法則和複合方劑，用到其他精神疾病和身心症上，透過適當加減，在很多情況下都可以取得療效。這正是「和解消百病，選方尋經典」的臨床驗證。

# 陽光下的運動勝過吃藥

萬物生長靠太陽，由於陽光和熱的輻射，加上地球的自轉與公轉，才使世上有晝夜和四季之分，有春生夏長秋收冬藏的規律，有升降出入五行之氣的交替運動。所以人類想得到健康，一定要回歸化育生命的搖籃中，也就是接受陽光的照耀，呼吸大自然的空氣。科學研究證實，當人得到陽光充足照射時，大腦會增加血清素的分泌，讓人活力充沛、心情開朗。而透過檢測發現，憂鬱症患者的血清素水準，比起正常人群普遍偏低。**這就驗證了少見陽光的人，容易好發憂鬱症。**

朋友之子，高中畢業後到美國讀書，學成回國創業，資產破億，但在四十四歲時得了嚴重的憂鬱症，公司的正常業務完全不能主持和過問。服西藥兩年，症狀此起彼伏，未能康復。朋友找我，我建議配合服用中藥調整體質。但這位在美國喝過洋墨水的創業者，根本不相信中藥可以治病，認為這是巫師般的心理暗示，拒絕吃中藥。於是我給他第二個建議，請他回到家鄉河北平山縣，徒步走遍縣裡所有的村間道路，還要向當地耆老採訪八路軍當年活動的事蹟，並在農民家吃住。

他聽了我的話，回到故鄉，背起背包，徒步出發，日出而行，日落而息，晚上還要採訪。結果還沒有走完全縣的村間道路，體力就得到大幅增加，憂鬱情緒蕩然無存。可見在陽光下的運動，既是預防憂鬱症的方法，也是治療憂鬱症的高招。有時候，或者說對於某些人，陽光下的運動可能會勝過吃藥。

# 不諱疾不忌醫，憂鬱症能治癒

怎樣預防憂鬱症？有了憂鬱情緒或者罹患憂鬱症，應如何面對？

**罹患憂鬱症的人，幾乎都是智商高的，非常聰明又極其敏感，且力求完美的人。**如果他們的身體素質好，承受壓力的能力強，那就是領袖、將才、科學家、醫學家、藝術家、詩人、作家、律師、大企業的管理者。如果身體素質稍差，壓力超過自己身體的承受能力，或者其他疾病導致健康狀況不佳時，就可能發病。

二〇〇四年一月十二日，《哈佛校刊》的調查指稱，在過去一年中，八十%的哈佛大學學生至少有過一次憂鬱。哈佛大學被譽為「美國政府的人才搖籃」，截至二〇一九年十月止，曾經出過八位美國總統、一百六十個諾貝爾獎得主、三十名普利茲獎獲獎者，以及大批世界級的學術領袖、文學家、思想家，既是人類菁英薈萃之所，也是憂鬱症高發的聚集地。因此在某種程度上可以說，有憂鬱症的人其智力水準，就可能是人類的菁英。

何況這是完全可以治癒的疾病，治癒後同樣能發揮既有的聰明才智，同樣能達到人生光輝的頂點，所以在很多時候，我常常向病人講述「聰明反被聰明誤」「難得糊塗」「糊塗難得」的道理。

既然出現憂鬱症和身體素質、健康狀況有關，那麼增強身體素質，強壯陽氣，也就成了預防憂鬱症的關鍵。該如何做呢？主要就是增加在陽光下（一定要室外，不能隔著玻璃窗）的運動時間，有了陽光的照射，便能增加大腦血清素的分泌，人的情緒就會淡定愉快。

**從中醫的角度看，只要運動，動則生陽，陽氣通達，代謝流暢，氣機暢達，痰濕不生，自然也就不會出現憂鬱內生的問題。**

得了憂鬱症怎麼辦？包括有憂鬱傾向、憂鬱情緒的人。一定要找醫生積極治療，不要迴避，更不要諱疾忌醫。我曾多次看到憂鬱症的複診病人，把處方中關於姓名、主訴、症狀、診斷、治法的內容全部塗掉，只剩下藥方，我問，為什麼要這樣做？對方回答是，不願意讓別人看見他的病情。這就說明，在很多人心目中，對憂鬱症還是有成見的。其實這根本不是見不得人的事情，憂鬱症就像感冒一樣常見和多發，有了憂鬱的表現，就要大大方方地找醫生診治。

# 躁狂發作，健康都去哪兒了？

在憂鬱症的治療過程中，病人可能會突然轉入躁狂。而這種躁狂和精神分裂症的狂躁不一樣。狂躁是自制力、自知力喪失，出現登高而歌，棄衣而走，罵詈不避親疏，打人毀物，不知髒穢，思維行為和外界環境無關。而躁鬱症，無論憂鬱還是躁狂，其思維都與外界環境相關且協調。

躁鬱症中的憂鬱發作，表現為情緒低落、思維遲鈍、言語動作減少等三合一的症狀。躁狂發作則恰好相反，出現情緒高漲、思維敏捷、言語動作活躍等。從表面看來，一個樂觀開朗、言語動作反應很快的人，我們怎麼判斷他是正常的，還是一個躁鬱症患者的躁狂發作呢？就看看他是不是吹牛撒謊說大話。

多年前，一位前輩患病在床，打電話給我說：「小郝，你來老師這兒一趟，老師有事情託你。」我見了老師，他說：「我兒子又辭職了，在家沒有事做，我擔心他今後的生活來源成問題；

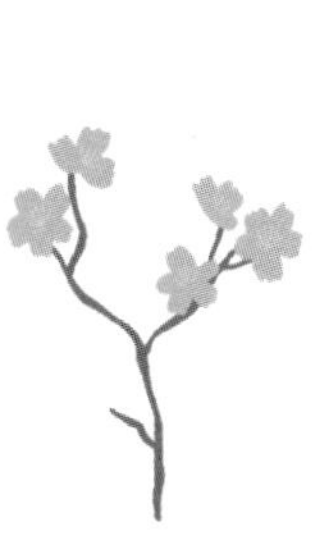

其實他是個不錯的針灸醫生，幫我留意一下，如果有機會，替他找一份工作，我就可以瞑目了。」

後來一個朋友要開辦診所，需要內科、針灸、傷科的醫生，我向這位朋友推薦了老師之子，談好了底薪和治療抽成的比例。隨後我打電話給這位老師的兒子，當我說明清楚後，他很認真地說：「郝叔叔，我不想去他那兒，我現在在家，病人來找我扎針，一個月大概有五萬塊錢的收入，到他那裡底薪低抽成又不高算什麼？」

我聽後暗想，真是長江後浪推前浪，一代更比一代強，老師大可不必擔心。於是我打電話報告老師此一情況，並說：「老師呀，兒孫自有兒孫福，不用父母做馬牛，您放心吧，孩子們比我們強多了。」電話那頭靜悄悄的，大約過了一分鐘，聽筒裡傳來一句低沉而又無奈的聲音——他又犯病了。我這才意識到，老師的兒子患有躁鬱症，現在是躁狂發作，因此就出現自我感覺良好的吹牛撒謊。躁狂發作要疏肝氣、清心火、化痰濁、寧神志，就要用另外的方劑來治療。

不少躁鬱症的人躁狂和憂鬱交替發作，也稱雙極性情感疾患，就更需要中西醫的幫忙了。

憂鬱症、焦慮症等精神疾病，都與身體健康狀況有關。那麼在一般情況下，一個身體健康、工作效率很高的人，是不是就能控制好情緒，不發脾氣、不生氣呢？其實這樣的人有時候也會發脾氣，也會生氣。那麼氣從何來呢？

Chapter

# 11

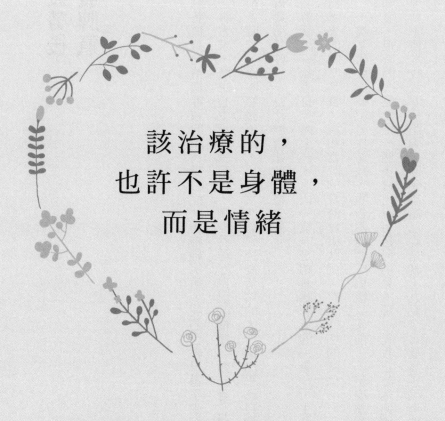

# 該治療的，也許不是身體，而是情緒

病隨心轉，想從各種痛苦束縛中解放自己，只有面對情緒，
看到它、接納它，把過去的結，一層一層打開，
才有機會改善莫名疼痛與難癒痼疾。

# 人在疲勞後容易發脾氣

各種負向情緒導致的諸多身心症狀和精神疾病，我們已經舉過不少例子，只是想透過這些例子告訴大家，魔由心生，病由心起，調控管理好自己的情緒，對於身心健康是多麼的重要。但是有很多時候，原本修養不錯，平時又能穩定控制情緒的人，卻出乎意料地暴走，事後連他自己也覺得莫名其妙——為什麼會如此失控失態？

俗話說「氣不打一處來」，這個「氣」是指暴躁脾氣的「氣」，生氣的「氣」。那氣究竟是從何處來的呢？其實，這和當時的身體健康狀況，有著密切的關係。

一次某報社兩個記者採訪我，我告訴他們成稿後見報前，一定要讓我看一次，修改認可後才能刊發。但時間一晃就是一個多月，沒有任何消息。那一天我在外地連續講了兩天的課，加上課間學員不停地找我看病諮詢，回到旅館已經是晚上九點了，確實感到有些疲勞。

打開電腦想看一下有沒有信件，竟然收到了記者剛剛發來的採訪稿，但信中並沒有說什麼時候要上報。雖然其中主要的話是我說過的，但記者根據報導的需要，自行加工的地方還真不少，這不是我的風格呀！文章確實需要修改。我想今天實在是太累了，等明天回北京，仔細修改後再發還給他們。

我剛關了電腦準備洗澡睡覺，突然手機響了，是記者打來的。「郝老師，我們剛剛把寫好的稿子發給您，您看一下，如果沒有什麼地方要修改，明早就要印刷見報。」

我立即火冒三丈，真的是氣不打一處來。心想，你明天見報，今晚才發給我，不給我一定的時間來修改，這哪是尊重被採訪者的做法啊？我寧可不發這篇文章，也不能把沒有經過我同意的稿子隨便發出去。於是連想都沒想，滿腔怒火地吼道：「稿子有很多地方，扭曲了我的意思，我不同意發稿，如果你們發了，我就告你們！」嚇得這個小記者連忙掛斷電話。我仍然餘怒未消，但當時並沒有意識到自己的情緒已經失控。

過了十五分鐘，助理從北京打電話來，這個電話是報社總編輯打給助理，助理用三方通話的方式打給我的。總編輯在電話裡先向我道歉，稿子確實發得有點晚，但隨後又說，所有看過稿子的人，都一致認為寫得很好，他們胸有成竹，覺得我一定會認可並通過，現在版面已經按字數空出，並設計好版型，而且沒有備用稿，如果這個稿子我不願意刊發，就會影響明天整個報紙的印刷發行，當場開天窗。希望我能消消氣，儘快修改，在晚上十一點以前發回北京，以利開印。

助理在電話裡也提醒我：「知道老師今天太累了，所以情緒不穩，但這幾個年輕的記者和編輯們連夜工作，也不容易，希望老師能理解他們，幫助他們。」

我這才意識到，我的情緒失控了。為什麼會失控？疲勞了，正氣受損，能量消耗過頭。如果一個人在身心疲勞，甚至接近精疲力竭的時候，你再給他增加一項沒有心理準備的繁重工作或任務，他的身體或者說自調機能，就會做出衝動且無理智的自動拒絕行為，這樣就不至於使他的精力、體力消耗殆盡。從這個角度來說，疲勞後容易發脾氣，實際上是身體的一種自我保護反應。就像你已經吃得很飽了，就會自動拒絕繼續進食一樣。

當我意識到問題的嚴重性，又認識到自己的情緒不合宜之後，立即振作精神，重新打開電腦，一字一句地修改文稿。為了不給排版的工作人員增添麻煩，不使版面重新調整，在既有字數基本不變的前提下，修改完稿子，晚上十一點發回北京，凌晨報紙按時開印。

事後我深深反省，我一直在和大家講解情緒的調控，講解提高認識自身情緒的能力、妥善管理情緒的能力、自我激勵的能力、認識他人情緒的能力、管理人際關係的能力。可是我自己為什麼在身心疲勞的時候，居然也會情緒失控？所以能否控制情緒，不僅僅是一個修養問題、認識問題、心理問題，而且也必然是和身體的健康狀況，有密切關聯的問題。

**俗話說「心平氣和」，既有情緒穩定，又有氣血調和，心平與氣和是並列關係，這就是一種心身健康的狀態。**但是我們也可以把心平與氣和理解為因果關係，就是人的情緒穩定，氣血也就能調和。它們倒過來一樣行得通，就是「氣和心平」，人體的氣血調和，情緒自然也就穩定。於是治療身體，才能平復情緒的思想和治療思路，我從自己的體會中再一次得到驗證。後來我注意到類似例子實在是太常見了。

# 饑餓血糖低，情緒難穩定

那是一個周一的下午，我以前的學生冉芳，在她先生的陪同下到門診來找我。她現在是一家著名公司的策劃部副主任，一見我還沒有說兩句話，就泣不成聲。透過她先生的簡單說明，我知道冉芳是受到主管的粗暴批評，不能承受，已經三天三夜沒有睡覺，精神幾近崩潰。等她的情緒稍稍平復後，慢慢說出事情的原委。

上周五的中午，公司各單位的工作人員陸續關了電腦，離開座位，到樓下的餐廳吃午飯。冉芳在經過牛總經理的辦公室時，突然想起，兩周前牛總曾交代她一項任務，要求她務必在兩個禮拜內落實。恰巧冉芳忙著兒子升初中的事情，早就把這件工作忘到腦後。

她見牛總辦公室的門開著一條縫，想都沒想就推門進去，直言不諱地說：「牛頭兒，你交給我的事情，本來有兩周的時間處理，但現在時間到了，我竟然忘了，還沒有去辦，我下星期……」

還沒等冉芳把話說完，牛總突然站了起來，怒眼圓睜地吼道：「計畫中這麼重要的一件事情你居然給我忘了，你還想不想在這裡幹了？不想幹就直說！」

這可把冉芳嚇壞了，她萬萬沒有想到，這位文質彬彬，平時對部下如兄長般關愛的頂頭上司，居然有兇神惡煞般的另一副嘴臉。冉芳還想爭辯兩句，剛要開口，牛總繼續大吼著說：「你什麼也別說了，給我滾！快給我滾！」

冉芳回憶說，她看到牛總的臉憤怒到變了形，冒著豆大的汗珠，右手拿著的水杯不停地在顫抖，感覺他是真的生氣了，而且是怒火中燒，如果不立即消失，那杯子很可能就直接朝她的臉上砸過來，嚇得她落荒而逃。

但冉芳再也沒有食慾了，不想下樓吃飯，而是直接回到辦公室。她長這麼大，從來就不曾受過這麼粗暴的批評、這麼大的委屈，越想越難受，最終還是沒有忍住，號啕大哭起來，又怕同事們看見，就趁他們還未吃完飯回來前，留了張紙條說，下午外出辦事，然後就匆匆回家。從周五下午一直到周一上午，冉芳睡不著，吃不下。知道我星期一下午有門診，就由先生陪著來找我看病。

我問：「這個牛總是一個什麼樣的人呀？」冉芳說：「牛總是三年多以前，應聘到我們公司擔任總經理的。他有運動員般的身體，學者樣的風度，軍師級的智慧。思路開闊，見識廣，點子多，在他完整的策劃指揮和全副精神的投入下，不到三年，我們這個原本名不見經傳的小公司，總營業額就進入國內同行的前幾名。公司各部門負責人和每位工作人員，對這位傳奇般的領導人都很佩服。可是我就是想不通，他怎麼能夠對下屬這麼粗暴無理。」

我說：「你找他的時間是中午，對不對？」「是啊，因為我中午要去吃飯，走在通道，路過他的辦公室，見門開著一條縫，就順便進去了。」

「你看到他臉上冒汗珠，拿著水杯的右手不斷在顫抖，是嗎？」「對，對！」「你知道這是為什麼？」「是生我的氣，因為我忘了他交代給我的工作任務，他突然暴怒，氣得全身發抖，還想拿杯子砸我。」

「虧你還是中醫藥大學的畢業生，學過醫，牛總當時處於嚴重的低血糖狀態。你想過沒有？人渴了要找水喝，餓了要找飯吃，這都是身體的自調機能在發揮作用，也是生命能夠存在並延續的本能反應。人在饑餓、血糖偏低的時候，如果不能很快找到食物，人體的自調機能就會根據血糖含量的高低，來預測自己還能活多久，或者說，在計算如果沒有食物攝取，自己還有多長時間不會被餓死。」

「在這種情況下的人，大腦首要的反應就是，如何能夠很快找到食物，獲得足夠的能量，而不是保證他對其他複雜的事情，做出明智的決策和判斷，於是就會衝動行事。因為在食物匱乏的時候，聽從胃腸和身體感受的指示，去搶奪食物的人或者動物，存活下來的機率會更大一些。」

「顯然在饑餓和低血糖的時候，人的學習能力、工作能力、處理問題的能力都會降低，控制情緒的能力更會大打折扣。如果你再去煩他最不願意聽到的事情，或者需要很費心思解決的事情，就很可能會出現匪夷所思的衝動、暴躁、發脾氣。」

冉芳瞪大眼睛看著我，張著的嘴巴久久沒有合攏。看來她是完全沒有意識到，牛總的脾氣暴躁，竟然是另有原因。

「老師，這麼說來，牛總發脾氣是因為身體原因，或是健康原因，也可能是低血糖的原因，說不定是那天早上，他沒有吃早餐，並不是對我有多大意見，真的要開除我？」我說：「對呀！應該就是這樣。」

「這三天你找過他或者他找過你嗎？」「沒有，我害怕見他，也怕他找我，這三天我連手機都不敢開，也把家裡的電話線拔了。」

「你現在趕快回公司找牛總，解決三個問題：一是對你沒有按時完成工作任務或者說忘記這件事，說明真實原因，真誠地向他表示歉意，並保證在一定時間內完成。二是你要從一個醫生的角度告訴他，周五中午，你看到他臉上冒著虛汗，拿杯子的手在顫抖，這是明顯的低血糖表現。可是你當時忽略了這個問題，還和他報告不中聽的消息，惹他生氣，對此要說聲不好意思。」

「三是建議牛總每天一定要吃早餐，辦公桌上還可以放一些小零嘴，如餅乾、巧克力、糖果一類，以備在饑餓、血糖低時補充能量。要不你乾脆就買兩盒巧克力去見他。不過這次去，千萬不要等到中午或臨近下班他又餓了的時候。」

「老師，我真能這樣說、這樣做嗎？」「你只能這樣說、這樣做，也必須這樣說、這樣做。如此牛總就會意識到——知我者冉芳也。」她終於開心地笑了。

「老師，給冉芳開一副中藥吧，她睡不著覺。」冉芳的先生在一旁要求說。「她已經不需要服藥了，趁天還早，牛總的血糖不會太低，你現在馬上開車送冉芳回公司找他。見完牛總，她晚上就睡得著覺了，你想叫也不一定能叫醒她。」

後來聽說，牛總在他的辦公室門口，貼上一張告示，上面寫著「飯前二十分鐘內，不要找我談工作。」再接著，冉芳由策劃部副主任升為主任。我十分感嘆，牛總真是一個明白人！

# 如何防止和面對情緒失控？

從前面我舉的這些例子可以知道，人在極度疲勞時，在饑餓血糖偏低時，在某些生理需求沒有得到滿足時，在外傷骨折或者其他疾病時，在女性的生理期時，在睡眠嚴重不足時，還有在工作生活壓力大時，都可能超乎尋常地出現情緒失控、脾氣暴躁的問題。

所以在上述情況下，自己一定要認識到此時情緒波動大，控制情緒的能力低，就更要注意管理自我的情緒，不要做出後悔終生的事情。而對於他人在特殊身體情況下出現的情緒失控，大家都應多一點理解、寬容和體諒。

即使在一般情況下，控制情緒的能力也與身體的健康狀況、素質密切相關。如肝氣鬱結或者肝陽上亢的人，脾氣就特別大，點火就著，甚至沒人出手都能自燃；心膽陽虛氣虛的人，就容易膽小鬱悶、思維遲鈍，不能夠在早晨和上午處理重要的或者複雜的事情；心陰虛心火盛的人，特別容易心煩急躁；痰火擾心的人，就可能出現躁狂瘋癲，打人毀物。

蘇格拉底常說的一句話就是「認清你自己」，我要告訴大家的是：認清你自己的身體！如果你能清楚自己的身體狀況，根據這個狀況選擇適合自己的工作，自己能夠承受的壓力，就可以在調整身體的同時，調整情緒和生活。這就像是，你知道自己是塑膠製品，就不要硬充鋼鐵人，這樣會少掉很多英年早逝的遺憾。

治療調節身體，就是平緩穩定情緒的有效方法。所以一旦意識到自己控制情緒的能力下降，就應當思考這是與身體健康狀況有關的問題，而不單純是心理問題，此時就需要找醫生進行適當的調理和治療。

Chapter

# 12

# 排憂解鬱，向中醫問道

要驅逐頑強的疾病與痛苦，必須先處理盤旋不去的情志糾結。
身心病是現代人最大危機，
但在東漢張仲景所著中醫內科學經典《傷寒雜病論》中，
早有理法方藥記載。

養生之道討論的是養生的思想和理論，養生之術講的是養生的具體方式和技術。養生之術是在養生之道的基礎下創立的，離開養生之道，養生之術就是無水之源、無本之木。

《郝萬山說健康》和《不生氣就不生病》兩本書，是我在中央電視台《百家講壇》講述健康養生的內容，整理而成的姊妹作，是想告訴大家怎樣才是健康人，怎樣才能不生病少生病，病是怎樣得的，又是怎樣好的。兩本書出版後，深受讀者朋友們的喜愛。

書中在闡述養生之道時，雖然穿插不少可以簡單操作的養生之術，但有讀者覺得，散在各講各章之中的養生之術，倉促之間不易尋找。更有讀者認為，社會上廣泛流傳的飲食養生、順時養生、經絡養生等，在這兩本書裡提的不夠多，希望可以在這些方面做一些補充。

為了滿足讀者的需求，在精裝升級版的《不生氣就不生病》中（指簡體版，也就是這本繁體版《病由心生》），增加了「附錄」，對這兩本書裡已經談到的養生之術，加以彙整重編，對沒有涉及或者較少談到的，與調控情緒有關的養生之術進行補充，以方便大家閱讀和應用。

我在《不生氣就不生病》的前言裡，歸納了歷代不同學術流派的養生家們，共同宣導的養生三大法寶，就是「**心要靜，身要動，營養均衡不過剩**」。其實只要做到這三點，對於大多數人來說，百歲健康快樂並不是夢。所以我在這裡所補充的養生之術，也從靜心、動身和食療保健三個方面入手，但都圍繞著調控情緒展開。

## 靜心的具體方式

心要靜，靜能生慧，用智慧處理各種問題，就會遊刃有餘，無往不利。心靜了，沒有各種負向情緒的干擾，自我調節機能就會得到最大限度的提高，人體健康也有了根本的保障。所以，靜心是歷代養生家宣導的第一養生法寶。上述靜心諸法，並不需要都去練習，只要從中選取一個適合自己的，持之以恆，日久定會受益。

# 自然放鬆入靜法

**方法** 或坐或臥，體態舒適，全身放鬆，面帶笑容。進而做到物我兩忘，意氣俱靜，無無亦無，一靈獨覺。

**說明** 在全身放鬆、心情愉悅的情況下，什麼也不要想，忘記空間和時間。我是誰？誰是我？我在哪裡？哪裡有我？完全不去思考，就連「什麼也不要想」這樣的意念也不要有，這就是「物我兩忘」「無無亦無」。沒有思維，平靜呼吸，這就是「意氣俱靜」。但仍處於清醒狀態，並不是睡著。外界的聲音可以聽見，但聽而不聞；外界的影像可以看見，但視而不見，這就是「一靈獨覺」。

當然最好是兩目輕閉，減少外界影像的攝入，慢慢進到一種忘我虛無的狀態，直至感覺不到自己身體的存在，並一直保持著。當練習結束時，需要用意念找回自己的身體，才能從深度入靜的狀態下回到現實生活中。達到自然放鬆入靜的狀態，類似於道家所說的入定，儒家所說的坐忘，釋家所說的禪定，氣功家所說的入靜，美籍印度人馬哈里希所說的超覺靜坐。

「物我兩忘」原本是人類進行自我保護、自我修復的本能現象，既不虛玄，也不神祕，更不是迷信。不少人都有過在身心疲勞的時候，不自主地出現一時的「失神」現象，這是身心需要休息的本能反應。

自然放鬆入靜法就是把這種一時性的、短暫的、本能的「失神」狀態，透過有意識的訓練來放大延長。至於每次要練習多久，一天練習幾次，完全根據自己的身體、環境和時間狀況來決定。如果在睡前練習中，不小心睡著了，這也沒有關係。你會覺得這一覺睡得特別深沉安穩，醒後精神飽滿，活力充沛。

## 原理

透過儀器測試，人在進入「物我兩忘」「一靈獨覺」的狀態後，大腦的活動極其平靜，而腦幹網狀結構上行激發系統的訊息活動，卻異常活躍。這正是內臟和身體的各種生理、病理訊息，透過這個系統向生命中樞傳送，而生命中樞透過這個系統，向各內臟和身體發出調節指令最頻繁的時候。

用我的話來說，這種狀態就是，暫時停止思考和情緒反應，徹底解放人體的自我調節機能，自調機能把人體對內外環境的協調適應能力，和修復能力，發揮到最佳狀態的時候。如果透過練習，能進入這種狀態，只需要二三十分鐘，一天的工作疲勞就會消失，輕度的健康失調就會自癒。

人類在睡覺時，大腦活動平靜了，腦幹網狀結構上行激動系統也不活躍了，所以可使腦力和體力得到休息，但不是解放人體自調機能的最好狀態。睡覺是必需的，不能代替自然放鬆入靜法的練習，當然，自然放鬆入靜法也不能代替睡覺，兩者要相輔相成。

# 以一念代萬念法

許多人很難做到物我兩忘，你告訴他什麼都不要想，他卻是心如猿猴，在林木間上躥下跳不得安寧；意如野馬，在原野上任意奔馳易放難收，此即所謂「心猿意馬」。在這種情況下，就需要找一個綁猴木、拴馬樁。也就是意守一點，使大腦的其他思緒平靜下來，這就叫「以一念代萬念法」。常見的有意守丹田法、意守外物法和默念字句法。

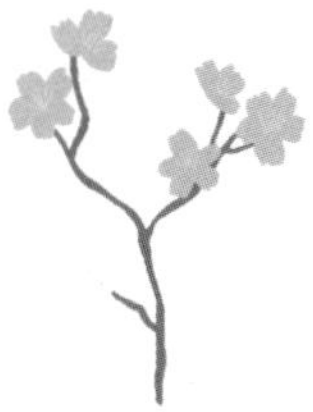

## 意守丹田法

**方法** 或坐或臥或立，體態自然，全身放鬆，思緒平靜，意念輕輕關注丹田區域。想著丹田有一輪紅日，發出和煦溫暖的光。吸氣的時候，小腹輕輕鼓起來，呼氣的時候，小腹自然放鬆癟下去。每天練習二～三次，一次練習半個小時。

**說明**

這是道家流傳已久的養生基礎入門功法。丹田是一個區域，在臍下三寸，四指併攏的寬度，就是三寸。開始練習時，丹田猶如一片寸草不生的荒涼沙漠，什麼感覺都沒有，意念常常很難守住，這時一定要集中思緒，專注意守。大約練習兩三天，有的人需要練習一周，丹田就有暖暖的熱感，之後就守著這個熱的感覺，繼續練習就可以了。

但初學者長時間死守這團熱感，可能會出現小腹灼熱、小便黃赤臭穢、尿道熱澀，這是意念過於執著、火候過頭的表現。此時就應當改成守而不守，不守而守，似守非守，意綿綿，若有若無，若存若亡，就這樣一直練習下去。也就是說，找不到拴馬樁的時候，要死守，有了熱感（找到拴馬樁），就不要死守了。如果守得太死，就像韁繩繃得太緊，反而會造成新的緊張因素，也就不利於入靜了。

**原理**

實驗研究證實，意念關注的地方，局部毛細血管會擴張，血液循環會加強，代謝會旺盛，產熱也就增多了，於是出現熱感，可見這個熱是真實存在的。丹田在小腹，這個區域的腹腔有大腸、小腸等消化系統的重要器官，意守丹田並配合腹式呼吸，可以改善大腸、小腸的血液循環，明顯提高營養的吸收效率，對腸功能紊亂、消化吸收不良、腹脹腹痛、便祕便溏腹瀉等常見的消化系統症狀，也有明顯改善的作用。

更重要的是，透過意守丹田，可以達到以一念代萬念的效果，使大腦的紛紜意念、雜亂思緒迅速平靜下來，從而達到靜心的目標。只要心靜了，整個人體的自調機能就能提高，人體的健康也就有保障。

## 意守外物法

**方法** 或坐或臥或立，體態自然，全身放鬆，思緒平靜，意念輕輕關注選定的美好事物，如一朵含苞待放的玫瑰花，一幅賞心悅目的風景畫……一旦選定這個美好事物，就像意守丹田一樣，一直用意念輕輕地關注著，進而達到以一念代萬念的效果，使心緒寧靜下來。

**說明** 對自己身體過度敏感的人和月經過多的女性，都不宜守丹田，但可試試守身外之物，這也可達到以一念代萬念的靜心效果。

## 默念字句法

**方法** 或坐或臥或立，體態自然，全身放鬆，思緒平靜，心中輕輕默念選定的字句，如「松靜」

二字，漸漸使自己沉浸在全身放鬆寧靜的感覺之中。

**說明**　對於不容易做到意守丹田或者外物的人，可以選用默念字句法。有佛教信仰者，也可以默念佛號，如「南無本師釋迦牟尼佛」，虔誠恭敬地反覆誦念，皆能達到以一念代萬念的靜心效果。

# 吞津養生法

**方法** 或坐或立或行，全身放鬆，思緒平靜，面帶笑容，二唇輕閉。第一節叩齒，上下牙齒輕輕叩擊三十六次。第二節攪海，舌頭在口腔中輕輕攪動，順時針九次，逆時針九次，再重複一遍，也是三十六次。透過叩齒和攪海，唾液分泌就會逐漸增多，繼續含漱至唾液滿口。第三節吞津，把滿口唾液分三小口嚥下，汩汩有聲，並用意念引導潤潤暖暖的感覺至丹田，意守丹田三分鐘。不拘時間，不拘地點，只要想起，隨時可練。

**說明** 叩齒和攪海一定要輕柔，不可用力和僵硬。吞津時不能分三小口者，一口嚥下也可以，吞嚥時不出聲也行。在走路、站立或坐著的時候都可以練習，但不要躺著做，因為躺著不利於唾液的吞嚥。每天不拘次數，只要有時間就可練習，逐漸養成一個習慣，隨時隨地都可以進行，也不必拘泥於叩齒和攪海的次數，牙齒、舌頭一動，就會津液滿口，嚥下就對了。

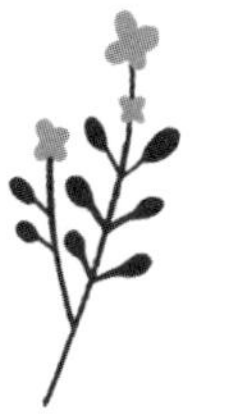

**原理**

道家稱唾液為金漿、玉醴、神池水、上池水、華池水。經常練習這個方法，有灌溉臟腑、濡潤四肢、面色紅潤、輕身不老的功效。從調心的角度來看，一個人在焦慮緊張的狀態下，唾液分泌必然減少，就會感到口腔異常乾燥，即使大量飲水，口乾的症狀也不能明顯緩解。如何解除緊張焦慮情緒，在很多時候，我們是束手無策的。可是懂得吞津的方法後，唾液分泌多了，自然就會心不煩、不焦慮、不緊張、淡定泰然了。這顯然對整個身心健康有極大的好處，也就是說，吞津法是另外一種行之有效的調心靜心方法。

# 分段放鬆法

**方法**

或坐或臥，體態自然，全身放鬆，面帶笑容，思緒平靜。把身體分為五段，第一段頭頸部，第二段胸背肩上肢，第三段腰腹髖臀，第四段兩大腿，第五段兩小腿和雙足。

調勻呼吸，吸氣時想著第一段頭頸部，呼氣時默念「鬆……」，同時想著頭頸部軟綿綿的，像被融化一樣徹底放鬆了。第二次吸氣時，想著第二段胸背肩上肢，呼氣時默念「鬆……」，想著胸背肩上肢軟綿綿的，像被融化一樣徹底放鬆了。第三次呼吸時放鬆第三段，第四次呼吸時放鬆第四段，第五次呼吸時放鬆第五段。然後從頭再來一遍，一般做三至五遍，就全身放鬆了。隨後就可沉浸在這種全身放鬆的感覺中，保持二十分鐘。

**說明**

這個方法適合在工作壓力大、緊張焦慮、膽小害怕、全身疲勞、情緒不穩、心煩急躁、控制情緒能力減退、容易發火等情況下使用。

# 腹式呼吸法

腹式呼吸是傳統養生方法中，最為常用的一種，可分成順腹式呼吸和逆腹式呼吸，這裡僅重點介紹順腹式呼吸。

**方法** 或站或坐或臥，其中最方便的姿勢是仰臥床上，雙腿自然伸直，兩臂放在身體兩側，全身放鬆，面帶笑容。吸氣的時候，肋間肌不動，腹部緩緩隆起，膈肌下降，胸腔縱徑拉大，空氣進入肺中，並用意念想著空氣充滿整個胸腔和腹腔。呼氣的時候，腹肌自然回縮，腹部緩緩凹入，膈肌放鬆，胸腔縱徑縮短，使濁氣排出體外。可以鼻吸鼻呼，也可以鼻吸口呼。每次練習二十分鐘左右，一天可練習一次、兩次或更多。也可以每晚睡前練習，特別利於靜心和入眠。

**說明** 吸足氣後，在呼出之前要有少許的停頓，輕輕感受一下腹部充氣的力量，這叫閉息，也就是所謂的「氣沉丹田」。但停頓的時間不要過長，要保持比自然呼吸稍慢的節奏。吸入氣息量應當以感到腹部力量充實為好，不要使其過度膨隆。有人把這種呼吸方式稱作「龜息」，意思是像烏龜一樣慢而靜的呼吸。

這就是提醒大家，在練習順腹式呼吸時，氣息要做到細、靜、勻、長。即出入要細而不要粗；靜無聲息，不要像風箱一樣呼呼喘息；呼吸節奏均勻，不要時慢時快；呼吸深而長，不要淺而短；也就是不喘、不急、不粗、不促。尤其注意不要換氣過度，如果換氣過度，血液中二氧化碳含量過低，反而會造成頭暈、手足發麻、疼痛，甚至抽搐痙攣、心跳加快等讓人緊張的症狀。

腹肌的運動也要順其自然，意念到了就可以了，千萬不要過度用力。如果訓練以後，感到肚子痛、腰痛，那就是用力過度了。一般情況下，人的呼吸大約每分鐘十六次左右，而這種順腹式呼吸，每分鐘則在四～六次。

## 原理

順腹式呼吸，透過腹肌和膈肌的運動，對腹部臟器進行溫柔的擠壓和按摩，可加強腸胃道以及腹部所有器官的血液循環，經久練習，就會明顯感到食慾提升，營養吸收良好，體力增加，精力充沛。而且腹部有胃經、脾經、肝經、腎經和任脈通過，經脈循行於肌肉中，透過腹肌的收縮和舒張，就可以促進上述這些經脈的經氣運行，進而達到調節相關內臟功能的效果。

另一方面，透過膈肌的大幅度運動，對心肺疾病，如咳喘、肺氣腫、肺活量小、心功能較差的人，可以改善其心肺血液循環，提升心肺功能。因此長期進行順腹式呼吸訓練，會使臟腑功能協調，氣血循環通暢，精力充沛，疲勞消除快，對健康確實很有好處。同時，也能達到以一念代萬念的靜心效果，特別利於安定情緒，促進睡眠，所以我在這裡把腹式呼吸歸屬於靜心的操作技術。

## 體呼吸法

**方法**

或站或坐或臥，其中最方便的姿勢是仰臥床上，雙腿自然伸直，兩臂放在身體兩側，全身放鬆，面帶笑容，鼻吸鼻呼。吸氣時意念想著自然界的清新之氣，從全身的汗孔進入體內，匯入丹田。呼氣時意念想著體內的濁氣，從全身的汗孔排出體外，排向天邊。

**說明**

每當感到身心俱疲或浮想聯翩、睡眠困難時，就可以運用體呼吸法來消除疲勞、平靜心緒。

注意體會隨著氣息出入，全身汗孔一開一合的感覺，慢慢就會感到整個身體好像變成一個輕靈縹緲的熱氣團，隨著呼吸運動，這個熱氣團也一開一合地運動，此時就用意念，輕輕守住這個熱氣團的自然開合就可以了。

這也是以一念代萬念的靜心方法，是從關注呼吸運動入手。長期訓練可以改善整個人體的微循環，對心煩急躁、手足冰涼、怕風怕冷、全身痠痛的人很適合。

# 身動的原則和方法

日月星辰的運動是自然規律。生命是在運動中化生的，所以運動也是生命規律。動則生陽，陽氣旺盛，則氣血流暢，筋骨強健，百病少生，因此就有了「生命在於運動」的說法。我這裡要談的運動，包括「體育運動」和穴位或反應區的拍打、敲擊、點壓、搓揉等，簡稱「穴區拍打運動」。由於講述運動養生的文章很多，所以我這裡還是圍繞有助於調控情緒的運動來展開。

# 適度運動

經常參加消耗體力的運動、活動、勞動，使氣血流暢、食慾旺盛、心情愉悅、身體強壯，發生心腦血管疾病、糖尿病、肥胖症、脂肪肝、膽結石和腫瘤的風險會減少二十～三十％。俗話說：「日光不照臨、醫生便上門。」所以我特別強調，運動要在陽光下進行。在陽光下的運動，又是預防和輔助治療憂鬱症、焦慮症、恐懼症、強迫症等精神疾病最好的方法，也是利於調控情緒，達到靜心效果的最佳途徑。

運動的原則是，運動有益，貴在持續，多動更好，適度量力，輕運動，勤運動。

運動的方法是，每周要有五天進行中等強度的運動，每次達到三十分鐘。要進行有氧耐力訓練，如步行、慢跑、游泳、自行車、舞蹈、太極拳、瑜伽、氣功動功（氣功一般分為動功與靜功兩種）、健身操、羽毛球、乒乓球、網球、槌球、高爾夫球等，也可以是日常生活中的身體活動，如園藝、家務、外出往來等。特別向中老年人推薦民族舞蹈、太極拳、步行、瑜伽等。像短距離賽跑、舉重等，屬於無氧運動，如果是中老年人以養生為目的進行鍛鍊，則不需選擇這樣的運動。

運動的時間，《黃帝內經》說：「春三月，此為發陳，天地俱生，萬物以榮，夜臥早起，廣步於庭。」意思是說，在春天，要早點起床，起床後還要在庭院中跨大步走路。因為春天是一年中、早晨是一天中陽氣展發的時段。養生要順應自然規律，而動則生陽，運動是促進人體陽氣通達展發最有效的方法。

在這裡《黃帝內經》強調的是春天運動，更提倡每天早晨運動。學生有早操的習慣，軍隊有晨練的規定，京劇界有清晨練功、吊嗓的傳統……可見自古以來，各行各業就已經養成早起鍛鍊的習慣，這是符合自然規律和生命規律的。

但是近幾年來，人們發現有部分高血壓病人，早晨血壓偏高，而冠心病猝死的高發生率也在清晨。還有人認為，一天之中早晨的空氣品質最差，因此不提倡晨運，而建議下午和晚上鍛鍊。其實下午和晚上，自然界的陽氣內收、下降，如果此時鍛鍊，使人體的陽氣再展發興奮起來，是不符合自然規律和生命規律的。我在臨床上碰到，長期晚上在健身房運動，而引發失眠的病人不在少數。

另外我們說的體育運動鍛鍊，是包括兒童到老年所有的人，而高血壓、冠心病的病人畢竟是少數，不能因為他們不宜早晨運動，就反對所有的晨練。關於早上空氣品質的問題，也只是少數汙染較重的大城市才有可能存在，而廣闊的原野山區海濱，晨間的空氣是很清新的。所以面對廣大人群，我仍然依照《黃帝內經》的觀點，提倡早晨鍛鍊。

# 穴區拍打

「穴」是指中醫經絡學說裡的穴位，「區」是指人體健康失調後，在體表相應部位出現的壓痛、敏感、條索、結節等反應區域，簡稱反應區。用自己的雙手拍打搓揉身體的一定部位，或用手指、手掌點按揉擦特定的穴位或區域，同樣可以達到健身寧心的效果。因為是運用自己的雙臂、雙手來從事，顯然也是一種「運動」，因此我把這種方法也歸屬於「身動」的範疇。而且專注於進行拍打運動，客觀上就轉移了雜亂紛紜的思緒，也就達到「以一念代萬念」的靜心效果。

這類方法不勝枚舉，這裡介紹幾個我經常講到的，以便起到舉例示範的作用。大家可以舉一反三，觸類旁通。只要懂得這種養生方法的道理，就會創編出適合自己的養生之術。

## 全身拍打法

**方法** 用雙手作空心掌狀，拍打胸腹、腰背、腰骶、上下肢，凡是每個手掌大的區域，都拍三十六次，直至拍遍全身。每天早晨太陽升起後，在陽光下拍打全身一遍，需要一小時以上。

**說明** 這種方法不占場地，人人可做。拍打的力量不能太小，也不要太大，以自己感到舒適為準。可疏通氣血、鬆解筋骨、促進代謝、振奮精神、轉移負向情緒。如果時間有限，不能拍遍全身，則結合自己的健康狀況，有選擇性的循經脈進行拍打。如呼吸系統有問題，拍肺經；消化系統有問題，拍脾經、胃經；心臟有問題拍心經、心包經；情緒控制有問題，拍肝經、膽經；泌尿生殖系統有問題，拍腎經等等。至於這些經絡的循行部位在哪裡？請大家上網找資料，一看便知。

## 舒肝寬胸法

**方法** 用左右手的食指或者中指，分別輕輕按住肝經的左右期門穴，快速振顫，每分鐘一百二十～一百五十次，連續三～五分鐘。

**說明**

期門穴在胸部，當乳頭直下，第六肋間隙，前正中線旁開四寸。它是肝經的募穴。所謂募穴是指臟腑之氣結聚於胸腹部的腧穴，也就是說期門是肝氣結聚的部位，因此肝氣鬱結的人，常常會感到期門穴周圍脹滿不舒，甚至疼痛，並連及乳房脹痛，胸悶氣憋。振顫兩側期門穴，是疏通肝氣最簡便有效的方法。振顫三～五分鐘後，胸悶氣憋脅痛的症狀，可以得到很大程度的緩解。因為這裡的肋間肌肉非常柔嫩，容易受傷，所以不能用力按揉點壓，只能用手指輕輕按住進行快速振顫。在這段三～五分鐘的過程中，既刺激穴位，也運動上肢，所以屬於「身動」的範圍。

## 揉腹運動法

**方法**

仰臥床上，兩腿微屈，腹肌放鬆，袒露腹部。第一節，搓熱雙手，兩手交叉重疊按壓在臍部，順時針旋轉搓揉，由小圈旋轉逐漸變為大圈旋轉，最大時上部到劍突，下部到恥骨聯合。然後改為逆時針旋轉搓揉，由大圈逐漸變小圈，最後回到臍部。第二節，兩手重疊從劍突開始向下推至恥骨聯合，從上到下推三十六次。第三節，兩手分開從肋弓下直線下推至髂前上棘，從上到下推三十六次。

## 說明

古人早有「腹宜常揉」的說法，揉腹的方法也是多種多樣，這裡是從眾多方法中精選組合而成的一組。對腹脹、腹痛、便祕、排便不爽、消化不良等，有很好的調理作用。揉腹不能在飽餐後進行，應在飯後兩小時以上實施。由於揉腹需要袒露腹部，所以一定要注意避風防寒。對兒童食慾不振、消化不良、腹部隱痛、挑食消瘦，家長也可以照此法幫孩子揉腹，但要輕柔緩慢，使孩子樂於接受。

此外，我們已經談到消化系統的組織中，就有和顱腦完全相同的神經細胞、神經網絡、神經傳導物質和肽類物質的分泌。研究發現，小腸單獨擁有的神經元數量和脊髓相同，而且人體內超過九十五%的血清素，都是由腸神經細胞製造的，血清素就是身體裡，可以帶給我們輕鬆愉快感覺的化學物質。

所以按揉腹部也是調整神經系統功能，改善負向情緒的好方法，對緩解焦慮緊張、膽小害怕、情緒低落、興趣減少、力不從心、思維遲鈍、記憶減退、注意力不集中等，都有一定效果。這一點恐怕是大家在一般情況下想不到的。

## 脾經按揉法

**方法** 每晚睡前洗浴後，用雙手四指攥住小腿的脛骨，雙手拇指按揉脛骨內側後緣的肌肉，從內踝處開始，逐漸向上至脛骨粗隆處。反覆按揉三遍，遇到明顯疼痛敏感，並能摸到結節或條索的反應區，就多按揉一些時間。

**說明** 這一區域大致相當於脾經循行部位，按揉後可以調治口腔、咽喉、食道、胃、胰、肝膽、十二指腸、小腸、大腸等整個消化系統的毛病，也就等於間接按摩了胃腸消化系統。由於消化系統的組織中廣泛分布著神經細胞，於是按摩就有調控心情、穩定情緒的作用。

另外，還可以把這一區域看成是人體的縮影，內踝處是頭，脛骨粗隆處是尾，從頭至尾依次排列著頭、頸、肩、上肢、肺、心、肝膽、胃、胰、脾、十二指腸、腎、小腸、大腸、腰骶、膀胱、子宮、下肢、雙足等的反應區。因此全面按揉此區，就相當於幫自己做了一次全身按摩，按摩後會明顯感到雙腿輕鬆，全身舒坦。

在按摩時，發現異常的疼痛、敏感、條索或結節的反應區，則表示和這個反應區域相關的內臟或組織，已經出現問題，所以對這樣的反應區，就要加強按揉。

如正在痛經的女孩，可以在靠近脛骨粗隆的地方找到反應區；正在胃痛的人，可以在小腿中部略偏上的部位找到反應區；按揉反應區三～五分鐘，痛經、胃痛的症狀就會有很大的緩解，甚至可以完全消失。糖尿病血糖控制不好的人，在臨近胃的反應區，常有一個較大的結節，輕輕觸壓，疼痛異常，這就是糖尿病結節；經常按摩這個地方，在一定程度上可以改善糖尿病患的健康狀況。

## 搓八髎法

**方法**　把雙手搓熱，然後快速地搓自己的腰髎部八髎穴這個區域，直至有熱感往深部滲透為止，每晚做一次。如果方便，也可以隨時做，不拘次數。

**說明**　八髎是腰髎部八個穴位的總稱，分別是上髎、次髎、中髎、下髎，左右各四個，合起來是八個。其為太陽膀胱經的穴位，搓八髎可以通達膀胱經的陽氣，改善背冷、背痛、腰痛、下肢冷痛等症狀。最主要的是，搓八髎對便祕、腹瀉、脫肛、痔瘡，尿瀕、尿急、尿痛、小便不爽，男性陽痿、遺精、攝護腺炎、攝護腺肥大，婦科月經不調、痛經、骨盆腔發炎、赤白帶下、子宮脫垂、宮寒不孕等等，都有一定的調節作用。

## 搓湧泉法

**方法** 每晚睡前沐浴後，坐在床上或者沙發上，用左手掌搓右腳底湧泉一百下，用右手掌搓左腳底湧泉一百下。把湧泉和足底搓熱，並感到熱往深部透達。

**說明** 湧泉穴在腳底前三分之一和後三分之二交點處（不包括腳趾的長度），如果把腳丫彎曲，腳底前部有一個凹陷，就是此穴。湧泉是腎經的原穴，所謂原穴，就是腎經這條河流的泉眼在湧泉。所以按摩湧泉要用搓擦的方法，而不是用力按壓。搓擦利於穴位周圍肌肉放鬆，使血液循環改善，經氣旺盛流暢。

宋朝著名的文學家蘇東坡，每天晚上睡覺前都搓湧泉。他在《仇池筆記》中記載：揚州有武官侍其者，官於二廣十餘年，終不染瘴。面紅膩，腰足輕快，初不服藥。每日五更起坐，兩足相向，熱摩湧泉穴無數，以汗出為度。所以從那以後，他就一直持續搓擦。

有一次蘇東坡的好友佛印和尚，見他專心致志靜坐導引摩足，旁若無人，便開玩笑說，大名鼎鼎的蘇學士，竟也學我們出家人坐禪修鍊嗎？蘇東坡隨口吟出一首詩，回答說：「東坡搓足心，並非學觀音。只為明雙目，世事看分明。」由此可見，他非常有恆心在堅持中。

清代乾隆皇帝也遵循「足常摩」的養生之法，可見這是一個很有效的補腎延年方。

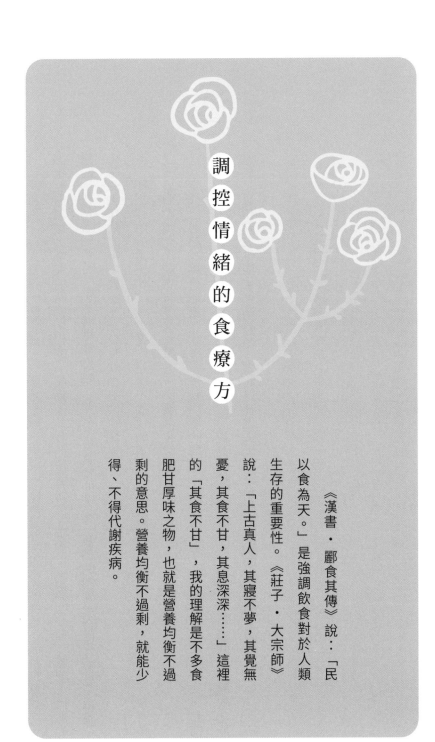

# 調控情緒的食療方

《漢書・酈食其傳》說：「民以食為天。」是強調飲食對於人類生存的重要性。《莊子・大宗師》說：「上古真人，其寢不夢，其覺無憂，其食不甘，其息深深……」這裡的「其食不甘」，我的理解是不多食肥甘厚味之物，也就是營養均衡不過剩的意思。營養均衡不過剩，就能少得、不得代謝疾病。

常言道：「人是鐵，飯是鋼，一頓不吃餓得慌。」吃飯是件很享受的事情，而且食慾如何，消化能力怎樣，都與情緒密切相關。如果飯前我們懷著愉悅、平靜、感恩的心情，感謝大自然的恩賜、耕耘者的辛勞，吃飯時細嚼慢嚥，靜心享受食物的美味，我們的腸胃就會處在輕鬆、協調、正常的工作狀態中，就能充分吸收飲食提供的營養。

如果邊吃飯邊工作，或者邊吃邊聊不愉快的事情，或者飯桌上屢屢抱怨發牢騷、批評教育孩子，就會給消化系統帶來干擾和壓力，影響消化吸收。

當代已有諸多專著在論述飲食和營養均衡的問題，而我這本書，主要討論的是情緒致病和情緒的調控，所以這裡僅補充介紹一些，有益於提高調控情緒能力的食療方。情緒問題和臟腑功能興衰息息相關，也與生理期有關，因此這裡也從調理臟腑和生理期的身體狀態講起。

# 調理脾胃食療方

中醫所說的「脾」，其主要功能之一，是指腸胃道的消化吸收功能，而腸胃道是腸腦、腹腦所在的部位。情緒不穩會影響腸胃功能，腸胃功能失調，也會導致情緒不穩。《黃帝內經》所說的「胃不和則臥不安」，就表示腸胃功能紊亂會干擾睡眠，所以一些具有調理脾胃作用的食療方，就有調控情緒的效果。

## 疏理脾胃氣滯

脾升胃降是消化道的正常生理功能，如果思慮過度或者所思不遂，就會導致脾胃之氣鬱結，進而出現脘腹脹滿、大便溏薄、噯氣吞酸、不思飲食、精神不振、夜臥不寧等症狀。食療可以選用健脾餅、香櫞飲。

## 【健脾餅】

**材料**：香櫞皮十克、黨參十克、白朮十克、雞內金十克、紅棗泥五十克、麵粉一百克。

**做法**：把四種藥材打成細粉過篩。

將藥粉、棗泥和麵粉混合均勻，加水和成麵團揉勻，擀成適當大小的麵餅，烙熟即可食用。

**功效**：舒肝、健脾、和胃、導滯、安神。

**適用**：情緒鬱悶、思慮過度、脾虛氣滯，而見脘腹脹滿、食慾不振、食少噯氣、便溏消瘦、夜臥不安的人。

**說明**：香櫞皮舒肝、和胃、化痰。黨參補脾氣，和脾胃。白朮健脾補氣燥濕，降濁陰而進飲食，善止嘔吐，升清陽而消水穀，能醫泄利。雞內金就是雞的胃內膜，助消化、消食導滯。紅棗健脾補氣，調味增甜。以上共成健脾和胃的食療方。

【香櫞飲】

**材料**：鮮香櫞一～二個、麥芽糖適量。

**做法**：將香櫞切碎，放入帶蓋的碗中，加入等量的麥芽糖，隔水蒸至香櫞熟爛為度。

**用法**：每次服一匙，早晚各一次。

**功效**：行氣開鬱、補中緩急、潤肺止咳。

**適用**：肝胃不和、脘腹疼痛、咳嗽有痰、心情不爽的人。

**說明**：此方一定要用麥芽糖，不能以蔗糖或蜂蜜代替。麥芽糖也稱飴糖，具有補中益氣、健脾和胃、潤肺止咳、緩急止痛的作用。配合香櫞，一個舒肝行氣化痰，一個補中益氣潤肺，脾胃肝肺同調。

## 補脾氣

腸胃道吸收功能下降，能量無法順利補充，中醫就叫脾氣虛，可見脘腹脹滿，食後為甚；口不知味、不思飲食、大便溏薄、精神不振、形體消瘦、肢體倦怠、少氣懶言、興趣減少、面色萎黃或白、肢體浮腫、舌淡苔白、脈緩軟無力。食療可以選用薏仁蓮子粥、山藥扁豆糕。

**【薏仁蓮子粥】**

**材料**：薏仁三十克、蓮子肉（去心）三十克、冰糖適量。

**做法**：薏仁、蓮子肉投入冷水鍋中，大火煮開，改小火煮粥；待粥成後，加入冰糖，再煮兩分鐘即可。

**用法**：早餐食之。

**功效**：健脾利濕澀腸。

**適用**：脾氣虛、大便溏薄、輕度浮腫、多思善慮、敏感脆弱的人。

**【山藥扁豆糕】**

**材料**：鮮山藥兩百克、扁豆五十克、陳皮粉三克、紅棗泥五百克。

**做法**：將山藥去皮切成薄片，蒸熟搗泥備用。將白扁豆煮熟搗爛備用。

把山藥泥、扁豆泥、陳皮粉和棗泥混合均勻，上蒸籠蒸成糕。

**用法**：早餐食之，每次吃五十～一百克。

**功效**：健脾補氣、利濕行氣。

**適用**：脾氣虛、氣短乏力、多思善慮的人。

## 溫脾陽

脾陽虛就是脾氣虛兼有陽氣不足，出現溫暖功能下降的寒冷症狀，臨床表現為脘腹冷痛、喜溫喜按、畏寒肢冷、大便稀溏、倦怠神疲、納食減少，或泛吐清涎，或浮腫，或婦女白帶量多而清稀；精神恍惚、思考緩慢、反應遲鈍，舌淡胖或有齒痕，苔白滑，脈沉弱。食療可以選用甘草乾薑飲、乾薑紅棗茶。

### 【甘草乾薑飲】

**材料**：乾薑十克、炙甘草六克、紅茶五克。

**做法**：沸水沖泡十分鐘後即可飲用。

**功效**：溫補脾陽。

**適用**：脾陽虛、運化機能低下、大便溏薄、遇寒或飲冷則腹瀉、思考緩慢、反應較遲鈍的人。

## 【乾薑紅棗茶】

**材料**：乾薑十克、紅棗十五克（掰開）、紅茶五克。

**做法**：沸水沖泡十分鐘後即可飲用。

**功效**：益氣溫脾助陽。

**適用**：脾陽脾氣虛、乏力便溏、反應較遲鈍的人。

# 養心食療方

心主血脈，又主神志，調控情緒，離不開調心。心最常見的證候是心陰虛、心血虛、心氣虛、心陽虛，而這些證候，都會導致情緒出現問題。

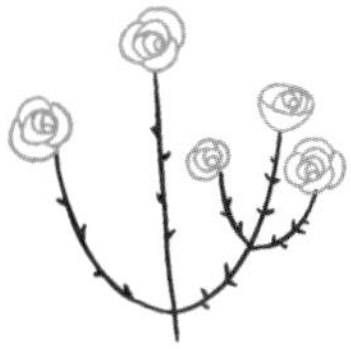

## 養心血

心血虛，不能滋養心神，就可能出現情緒低落、精神憂鬱、失眠健忘、亂夢紛紜、驚悸膽小、悲傷欲哭、心慌心悸，還會見到面色蒼白、唇爪不華、頭暈乏力、視物昏花等血虛的症狀。食療可以選用杞桑歸龍飲、龍眼蓮棗粥、養心藥膳雞。

## 【杞桑歸龍飲】

材料：枸杞子五克、黑桑椹五克、當歸三克、龍眼肉五克。

做法：沸水沖泡十分鐘後代茶飲。

功效：養心血、益肝腎。

適用：心肝血虛、心神失養，而見鬱悶心悸、失眠健忘、膽小易驚的人。

## 【龍眼蓮棗粥】

材料：龍眼肉二十克、紅棗十枚、蓮子十克、白米兩百克。

做法：把四味食材洗淨，共放鍋內，加水適量，煮熟成粥即可。

功效：養心血、健脾氣。

適用：心脾兩虛、精神恍惚、注意力不集中、失眠健忘的人。

## 【養心藥膳雞】

材料：烏骨雞一隻、當歸六克、龍眼肉二十克、紅棗五枚，大蔥、生薑、料酒、食鹽各適量。

做法：將烏骨雞洗淨，斬成小塊，放入冷水鍋中。

加入當歸、龍眼肉、紅棗、大蔥、生薑、料酒，大火燒開，撇去浮沫。改小火慢燉至雞肉熟爛，加入少量食鹽調味即可。

**功效**：養心血、補心氣。

**適用**：心血心氣不足、心慌心悸、膽小易驚、情緒低落的人。

## 養心陰

現代生活節奏快，壓力大，睡眠減少，甚至晝夜顛倒，心陰暗耗，所以出現心陰虛者很是常見。心陰虛常表現為心慌心悸、心煩失眠、口乾舌燥、舌上潰瘍、五心煩熱、舌尖紅無苔、脈細數。食療可以選用百合地黃粥、麥冬蓮心飲、麥冬荷葉粥。

### 【百合地黃粥】

**材料**：乾百合十克、乾地黃十克（布包）、白米一百克。

**做法**：加冷水共煮至米熟粥成，取出地黃包即可食用。

**功效**：養心陰、清心火。

適用：心陰虧損、形體羸瘦、心煩急躁、失眠心悸的人。

## 【麥冬蓮心飲】

材料：麥冬六克、蓮子心兩克。
做法：沸水沖泡十分鐘後代茶飲。
功效：養心陰、清心火。
適用：陰虛火旺、心煩失眠、口舌生瘡的人。

## 【麥冬荷葉粥】

材料：鮮荷葉一張、麥冬十克、白米一百克、冰糖適量。
做法：將荷葉、麥冬洗淨，加水煮二十分鐘，去掉荷葉和麥冬備用。白米先用少量冷水浸泡三十分鐘後，倒入荷葉麥冬水一起熬煮，至米熟粥成，加入冰糖適量，再煮兩分鐘即可。
用法：作早晚餐，溫熱食用。
功效：養心陰、清心火、解暑熱。

適用：夏季熱盛多汗、心陰被耗、心火偏旺、心煩口渴、失眠多夢的人。

## 補心氣

心氣虛者常見心慌心悸、動則氣短、體力不足、精神不振、焦慮擔憂。生脈飲則是補心氣的經典名方。

### 【生脈飲】

**材料**：人參十克、麥冬十克、五味子十克（打碎）。

**做法**：將三種藥材投入適量冷水中，大火燒開，改小火煮十分鐘，將藥液連藥渣一同倒入保溫杯中，時時續水，代茶頻飲。

**功效**：補益心氣。

**適用**：心氣虛、精神體力不足、心慌心悸、驚悸不寧的人。

**說明**：五味子的補氣成分主要在核中，如果不將其打碎，就難以提取出來。所以服用生脈飲時，一定要把五味子打碎再煮或浸泡。人參可以用紅參、白參、西洋參，也可以用黨參。如果用黨參，用量要加倍。這也是古代搶救臨終病人氣虛氣脫的著名藥方。

## 溫通心陽

心陽虛者常見心慌胸悶、遇冷則發、手足發涼、畏寒怕冷、情緒低落、賴床難起。著名的補心陽食療方，就是《傷寒論》中的桂枝甘草湯。我在這裡把它作為代茶飲使用，稱其桂枝甘草飲。

### 【桂枝甘草飲】

**材料**：桂枝十克、炙甘草五克。

**做法**：冷水煮十分鐘，將藥液連藥渣一同倒入保溫杯中，時時續水，代茶頻飲。

**功效**：溫通心陽。

**適用**：心胸陽氣不振，經常突發心慌胸悶、手足冰冷、緊張恐懼、臥起不安、驚狂不寧的人。

**注意**：有上述症狀的人，應當到醫院檢查診斷，排除冠心病心肌缺血。

# 補腎食療方

腎為先天之本，主生長發育和生殖，又主水液代謝。恐傷腎，腎在志為恐，所以也和情緒相關聯。腎虛的時候，就容易出現驚恐的情緒。腎最常見的虛證是腎陽虛、腎陰虛。如果是陰陽兩虛，就叫腎氣虛。

## 養腎陰

腎陰虛常見五心煩熱、潮熱盜汗、口乾舌燥、尿黃便乾、月經不調、面色無華、腰痠腿軟、性慾減退或亢進、面部色素沉積、舌紅少苔、脈細數。當陰虛火旺、心腎不交的時候，還會出現心煩失眠、心神不寧等精神問題。食療可以選用杞桑洋參茶。

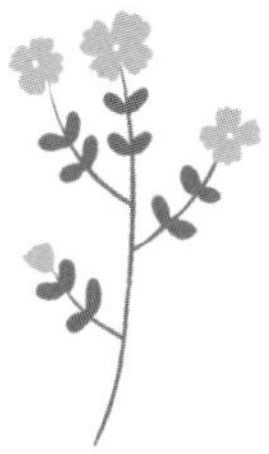

【杞桑洋參茶】

材料：枸杞子五克、乾桑葚五克、西洋參五克。

做法：沸水沖泡十分鐘後代茶飲。

功效：養肝腎、滋陰液。

適用：腎陰不足、膽小易恐、心神不寧的人。

## 助腎陽

腎陽虛常見畏寒肢冷、腰膝痠軟、頭目眩暈、精神萎靡、面色白或黧黑、舌淡胖苔白、脈沉弱、男性陽萎早洩、婦女宮寒不孕，或大便久泄不止、完穀不化、五更泄瀉，或腰以下浮腫，或腹部脹痛、心悸咳喘、膽小易恐。食療可以選用杜仲葉子茶、菟絲子茶。

【杜仲葉子茶】

材料：杜仲葉十克、紅茶三克。

做法：沸水沖泡十分鐘後即可飲用。

功效：有輕微助腎陽的作用。

適用：腎陽不足、腰膝冷痛、膽小易恐的人。

**【菟絲子茶】**

材料：菟絲子十克（搗碎）、紅茶五克、冰糖適量。

做法：沸水沖泡十分鐘後即可飲用。

功效：有一定的助腎陽作用。

適用：腎陽虛衰、精冷不育的人。

## 補腎氣

既有腎陽虛又有腎陰虛，就是腎氣虛。把補腎陽和補腎陰的方法結合起來，就是補腎氣。食療可以選用老鴨蟲草湯、山藥巴杞海參湯。

**【老鴨蟲草湯】**

材料：老鴨一隻、冬蟲夏草五克、白參十克，蔥、薑、料酒、食鹽適量。
做法：將冬蟲夏草放入鴨腹內，用針線縫合，加水過鴨身，放進白參、薑、蔥、料酒。大火煮開，改小火燉至老鴨熟爛，加入食鹽調味即可。
用法：飲湯食鴨肉，一日兩次，分數日服完，再將冬蟲夏草和白參嚼服。
功效：補腎氣、填腎精。
適用：腎氣不足、腰膝痠軟、性慾低下、精神疲倦、善驚易恐的人。

## 【山藥巴杞海參湯】

材料：山藥五十克、枸杞子十五克、巴戟天十五克、紅棗十五枚、水發海參一百五十克，蔥、薑、料酒、食鹽適量。
做法：山藥洗淨去皮切片，把枸杞子、巴戟天、紅棗洗淨。所有食材放入燉鍋，加入適量清水和蔥、薑、料酒，隔水燉煮三小時，出鍋後加食鹽適量調味。
用法：可作餐前湯。
功效：補腎益精助陽。

**適用：**腎氣虛衰、身心疲憊、情緒低落、性慾減退的人。

**說明：**巴戟天有補腎陽、強筋骨、祛風濕的作用，近年來還發現它有抗憂鬱的功效，對情緒低落、精神憂鬱、興趣減少有一定功效。我在治療憂鬱症時常用到它。海參補腎、益精、壯陽、療萎。配合健脾補氣的山藥、補肝腎之陰的枸杞子、補脾氣的紅棗，共同組成一個補腎氣、抗憂鬱的食療方

# 調肝食療方

肝藏血而主疏泄，所有的精神情緒疾病在治療上，都需要調肝；或舒肝氣，或養肝血，或清肝火，或平肝陽。這裡僅推薦幾個利於舒肝氣和養肝血的食療方。

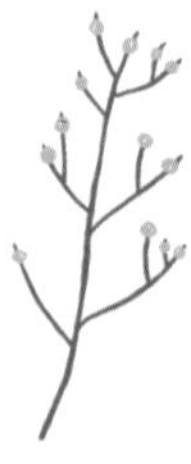

## 舒肝氣

舒肝氣的食療方主要用於肝氣鬱結，可見脅脹胸悶、胸脅串痛、少腹（小腹）脹滿、頭昏目眩、情緒低落、精神憂鬱、多愁善慮、煩悶欲哭、噯氣太息、心煩失眠、煩躁易怒、咽喉不利、噯氣反酸、噁心嘔逆、腹痛便溏、月經紊亂等。下述食療方，皆可供選擇。

## 【三香玫瑰雞】

**材料：**香櫞十克、香附十克、香菜十克、玫瑰花十克、肉雞一隻，大蔥、生薑、料酒、食鹽適量。

**做法：**將香櫞、香附、玫瑰花裝入布袋備用。

將雞洗淨斬成大塊，放入冷水鍋中上火燒開，撇去浮沫。

加入藥袋、大蔥、生薑、料酒，小火燉至雞肉熟爛。

出鍋裝盤，最後撒上洗淨切碎的香菜即成。

**功效：**舒肝活血、補虛解鬱。

**適用：**肝氣鬱結、情緒不爽、心煩胸悶、乏力倦怠的人。

## 【橘皮山楂茶】

**材料：**鮮橘皮十克、鮮山楂十五克、綠茶五克。

**做法：**橘子皮切絲，山楂切片（去核），與綠茶一同放入茶杯中，用沸水沖泡，保溫十五分鐘即可飲用。時時續水，代茶飲。

**功效：**舒肝理氣、消食活血。

適用：肝氣鬱結、心情不爽、食慾不振、胃脘脹滿疼痛、飲食不化、月經不調的人。

## 【香玫飲】

材料：香櫞五克、玫瑰花五克。
做法：沸水沖泡十分鐘後代茶飲。
功效：疏肝解鬱、理氣活血、調經止痛。
適用：肝氣鬱結、月經不調、行經腹痛、心煩易怒的人。

## 【佛香梨】

材料：佛手五克、制香附五克、梨兩個。
做法：佛手、香附研末備用。
梨去皮，切開挖空，各放入一半藥末，合住放碗內，上鍋蒸十分鐘後即可食用。
功效：舒肝和胃潤肺。
適用：肝氣鬱結、氣鬱化火、鬱火犯肺、乾咳少痰、心煩急躁的人。

## 【雙花橘皮飲】

材料：白菊花、白梅花、橘皮各三～五克。

做法：沸水沖泡十分鐘後代茶飲。

功效：舒肝行氣平肝。

適用：肝氣鬱結、氣鬱化火、火熱擾心、心煩急躁、鬱悶不樂的人。

## ・金針合歡紅棗湯・

材料：金針十八克、合歡花九克、紅棗十枚、蜂蜜適量。

做法：將金針洗淨，與合歡花共入鍋內，水煎去渣取汁，再與紅棗共燉熟，調入蜂蜜即成。

功效：舒肝解鬱、除煩安神。

適用：肝氣不舒、驚悸不寧、心煩失眠的人。

說明：相傳本方是明太祖時，御醫給馬皇后配的食療方之一。用現在的話說，馬皇后就是一位很能幹的女漢子，但操勞過度，難免出現失眠多夢的情況，於是御醫除了用藥物治療外，還特意請御膳房一起配了藥膳來作日常調理。其中就包括這個方子。

## 養肝血

肝血不足，可見面色蒼白、唇爪不華、肢體麻木、兩目乾澀、情緒低落、鬱悶不舒。食療可以選用補血歸耆雞、龍眼枸杞粥、棗仁生地粥。

### ・補血歸耆雞・

材料：母雞一隻、生黃耆三十克、當歸十克、枸杞子十克，蔥、薑、食鹽適量。

做法：所有材料放進鍋中，加水小火慢燉，至雞肉熟爛，加食鹽調味即成。

用法：飲湯吃雞。

功效：益氣補血。

適用：肝血不足、肢體麻木、視物昏花、唇爪不華、精神恍惚、記憶減退、心慌心悸、夜臥不寧的人。

### 【龍眼枸杞粥】

材料：龍眼肉、枸杞子各十五克，黑米、白米各五十克。

**做法：**將龍眼肉、枸杞、黑米、白米分別洗淨，同入鍋中，加水適量，大火煮沸後改小火煨煮，至米爛湯稠即成。

**功效：**養肝血、補脾腎。

**適用：**肝血不足、脾腎氣虛、神疲力怯、精神恍惚、注意力渙散、多夢夜遊的人。

## 【棗仁生地粥】

**材料：**酸棗仁二十克、鮮生地四十克、白米一百克。

**做法：**將酸棗仁研末，以水浸泡研濾取汁備用。

鮮生地洗淨，搗爛絞取汁備用。

用棗仁汁兌入適量清水，煮白米為粥，將熟時再加入生地汁，更煮三五沸即成。

**用法：**睡前一小時溫熱服之。

**功效：**滋陰清熱、養血安神。

**適用：**心肝血虛、失眠多夢、心煩急躁、潮熱盜汗、手足心熱的人。

悲傷肺，肺在志為悲。臨床發現悲傷過度，必然傷肺氣，而肺氣虛的人，一般都感情脆弱，悲傷易哭。所以情緒問題主要和肺氣虛關係密切，在這裡也只選有補肺氣作用的食療方。肺氣虛主要表現為乏力倦怠、精神不振、面色不華、聲音低怯、咳嗽氣喘、胸悶氣短、悲傷易哭、自汗畏風、易感外邪、舌淡苔白、脈弱。食療可以選用補肺乳鴿湯。

## 【補肺乳鴿湯】

**材料**：生曬參十克、生黃耆二十克、五味子十克（打碎）、炙甘草六克、乳鴿兩隻，蔥、薑、料酒、食鹽適量。

**做法**：將四味藥食同用的食材用布包好備用。乳鴿洗淨斬成大塊，放冷水中煮開，撇去浮沫，放入藥包、蔥、薑、料酒，小火燉至鴿肉熟爛即可。

**用法**：吃肉喝湯。

功效：補脾肺之氣。

**適用：**肺氣不足、少氣懶言、悲傷易哭、多愁善感的人。

**說明：**生曬參和黃耆是補脾肺之氣的要藥。五味子補肺氣，其味酸，有收斂肺氣的作用，利於其肅降。乳鴿氣血雙補。所有材料合成一道補肺氣、消悲愁的食療佳方。

# 女性特殊時期食療方

女性在月經期、更年期等特殊的生理時期，常會出現一些情緒異常的問題。這裡也提供食療方供大家參考。

## 經前綜合症

典型的經前綜合症，常在經前七～十天開始，逐漸加重，至月經前最後二～三天最為嚴重，月經來潮後四天內症狀消失。

經前綜合症涉及症狀多達一百五十種，可分為精神和身體兩大類。精神症狀，如焦慮緊張、情緒波動、急躁易怒、感情衝動，乃至爭吵、哭鬧，不能自制；或者鬱悶、無精打采、憂鬱不樂、情緒淡漠、孤居獨處、不願與人來往和參加社交活動、失眠多夢、注意力不集中、健忘、判斷力減弱、害怕失控，有時精神錯亂、偏執妄想，產生自殺念頭。

身體症狀，如水腫，常見手足與眼瞼水腫，腹部脹滿、體重增加。疼痛，常見頭痛、乳房脹痛、骨盆腔墜脹，腰骶部疼痛，持續至月經來潮後緩解。腸痙攣性疼痛，會噁心嘔吐，臨近經期可出現腹瀉。還可能有低血糖，而見疲乏心悸、食慾增加、喜甜食等。在經醫生治療的過程中，可以選用黑木耳燉豆腐、百合棗仁汁等食療方。

### 【黑木耳燉豆腐】

**材料**：黑木耳三十克、豆腐三塊、紅糖三十克。

**做法**：加水燉湯服用。

**功效**：益腎寧神。

**適用**：經前煩躁易怒、情緒容易失控的人。

**說明**：糖尿病患者不用紅糖，只用黑木耳、豆腐即可。

### 【百合棗仁汁】

材料：鮮百合五十克、炒酸棗仁三十克。
做法：酸棗仁搗碎，用水煮三十分鐘，去渣取湯，用此湯煮百合三分鐘即可。
用法：喝湯吃百合。
功效：寧心安神。
適用：經前失眠多夢，煩躁易怒、情緒不受控制的人。

## 更年期

女性從有生育能力的階段，轉換為沒有生育能力的階段，通常稱作更年期。在這個過程中，身體各方面都發生變化，月經開始紊亂，最後絕經。有不少人會出現烘熱汗出、心煩急躁、失眠多夢、情緒不穩、憂鬱焦慮、全身腫脹、肢節疼痛等等陰陽失調，代謝紊亂，心神不寧的症狀，也稱更年期前後諸症。在醫生的治療前提下，可以選用二子小麥茶、益腎八寶粥來輔助調理。

### 【二子小麥茶】

材料：枸杞子十克、女貞子五克、浮小麥十克。

做法：沸水沖泡十分鐘後代茶飲。
功效：養陰血、寧心神。
適用：更年期月經紊亂、頭暈目眩、五心煩熱、潮紅多汗、心煩易怒、悲傷欲哭、情感脆弱、腰痠腿軟的人。

## 【益腎八寶粥】

材料：紅豆十克、黑豆十五克、黃豆三十克、蓮子十克、紅棗十五克、核桃仁十克、枸杞子五克、白米一百克。
做法：煮粥食。
用法：一日三次。
功效：益腎養血。
適用：更年期陰陽不和、寒熱難調、情緒不穩的人。

# 郝萬山養生金句

1 真正的醫生不在醫院，而在你的體內；真正的靈丹妙藥不在藥房，同樣在你的體內。

2 中醫治的是得病的人，而不是人得的病。

3 健康是1，事業、財富、愛情、名望、地位等等都是0，有了這個1，後面加的0越多，人生越有光彩，沒有這個1，後面的0再多，最終還是0。

4 健康不僅是沒有疾病和過度虛弱的症狀，還要有完整的生理、心理狀態和良好的社會適應能力。健康包括身體和心理兩方面，無論是哪一個方面失調，都是健康的失調，都不是健康人。

5 在疾病的潛伏期，也就是亞健康狀態的時候，醫生能幫我們的忙嗎？幫不上！因為疾病還沒有被診斷出來。這個時候只能靠我們自己養生，把疾病消滅在萌芽階段，尤其是把身心症消弭於無形。

6 中醫早就有形神相關的認識，形體健康的失調，會引發心理健康的問題；而心理健康的失調，自然也會導致形體健康的偏差。治療身體疾病，一定要關注病人的心理情緒狀態；治療精神疾病，則可從調節形體健康入手。治療身體、平復情緒，就是我治療精神疾病的基本觀念。

7 大家要改變一個基本觀念，心理精神健康的失調，甚至發展為精神疾病，是很常見、很普通的事情。心理健康和身體健康，兩者同等重要。

8 心理社會因素不僅會導致疾病的發生和加重病情，在特殊情況下，甚至會因精神崩潰而直接造成人的死亡。

9 生命的開始，就是衰老的啟動，養生抗衰老，是一輩子都要做的事情。

10 養生的一大要領就是：順應自然和生命規律，降低自調機能的損耗，完整保護它的功能。

11 保護人體健康的關鍵，是體內的自我調節機能，這個機能是與生俱來的，是自動調節的，又是優化調節的，也就是把人體的機能自動調節到最佳狀態。病人千萬不要忽視自調機能的潛力，而將全部希望都寄託在醫生身上。自己的潛意識、樂觀情緒以及戰勝疾病的自信心，才是提高自調機能的關鍵，才是使各種疾病康復最好的藥劑。

12 魔由心起，病由心生。澆花要澆根，養生要養心。解鈴還須繫鈴人，心病還得心藥醫。

13 人的自我調節機能可以幫身體治病。糾結放下了，釋懷了，自我調節機能也就解放了，同時自動地把健康調節到最佳狀態。

14 自調機能的作用主要有四：一是調節體內各器官之間的協調性和穩定性；二是調節人體對外部環境的適應性和順應性；三是抵抗防禦內生的或外來的各種致病因素；四是對疾病或健康失調自動進行修復工作。

15 只有內心真誠地改變，用感恩之心、大愛之情、寬容的胸懷，取代所有的糾結抱怨、嫉妒憤怒，才能解開捆綁自身調節機能的枷鎖，才能不生病或少生病。不生氣就能不生病，控制好情緒就能把握美好的人生！

16 人渴了要找水喝，餓了要找飯吃，這都是身體的自調機能在發揮作用，也是生命能夠存在並延續的本能反應。民間長久流傳，又被現代養生保健機構甚至醫院的醫生們開發、創新、應用的許多物理療法，大多屬於鞭策自調機能提升的方法，如拔罐、刮痧、推拿、點穴、整脊、足部按摩、推筋導絡等。這些刺激方式，都能改善氣血循環，激發推動人體的自調機能。

17 養生要養心，是歷代不同學派養生家共同的主張。而養心的關鍵就是靜心，靜能生慧。要做智慧的人，用大智慧處理一切，而不是用情緒來處理事情。

18 「心要靜，身要動。」心要靜，靜能生慧，用智慧處理各種問題，就會遊刃有餘，無往不利。身要動，動能生陽，陽氣旺盛、臟腑調和、氣血流暢、代謝通達，則百病不生。

19 「藥逍遙而人不逍遙，何逍遙之有？」用藥雖然是舒肝解鬱，使人愉快逍遙的，可是導致煩惱鬱悶的實際問題沒有解決，個人的精神境界又不能夠跨越糾結和完全超脫，怎麼能夠達到逍遙愉快的效果呢？

20 凡是有身心症的人，基本上都是聰明人。所以，從健康這個角度來説，真可以説是「聰明反被聰明誤」。

21 好運氣來自好心情、好情緒。

22 管理好情緒就是打開人生幸福之門的金鑰匙。提高控制管理情緒能力的上上策，就是增加自己的道德修養，也就是修德、修心、修性。

23 諸惡莫做，就會淡定坦然，心情平靜，沒有情緒的干擾，健康自然擁有。這也是古今中外的養生家們，都要強調養生必須修德的道理所在。

24 俗話説「心平氣和」，既有情緒穩定，又有氣血調和，心平與氣和是並列關係，這就是一種心身健康的狀態。但是我們也可以把心平與氣和理解為因果關係，就是人的情緒穩定，氣血也就能調和。

25 人有情緒乃本能，能控制情緒是本領；每個人都要認識本能，也要不斷提高本領。

26 性格、習慣和脾氣，我把它們歸結為意識情緒和掌控情緒的能力。也就是説，意識情緒決定人生的命運，掌控情緒的能力決定人的健康、決定這個人能否成功和一生是否幸福。

27 人體多處具有物質代謝、能量轉換的場所，如每一個細胞、每一個器官，因此人體處處是三焦，無處不三焦。

28 少陽膽和三焦就是人體的樞紐，就是調節人體氣血循環和新陳代謝的合頁與軸承。而「和樞機、解鬱結」的治療法則，就是為人體的合頁或軸承，除鏽抛光並添加潤滑油。和解法正是我在治療許多精神疾病和身心症的過程中，最為常用的方法，

29 膽和三焦的陽氣，像是春天和早晨初升的太陽，不亢不烈，陽氣雖不強大，但木行展發疏泄的運動趨向、作用部位卻是全身的，對五臟六腑的新陳代謝、心陽心火的振作、肝氣的疏泄條達、脾胃之氣的升降、體表陽氣的布陳以及精神情志的抒發，都有決定性的促進、調控功能。

30 中醫習慣把體內氣的運動叫「氣機」，許多疾病的產生，與氣機紊亂有關。

31 人體的氣該升的升，該降的降，該出的出，該入的入，但一定要流暢無阻。

32 怒則氣上、喜則氣緩、思則氣結、悲則氣消、恐則氣下外，還有驚則氣亂，都是導致氣機紊亂的直接因素。

33 中醫治病，核心在於找出病機，也就是出現這些症狀和現象的機轉。

34 許多人類的疾病和心靈上的桎梏，都是由負向情緒所引發。世界衛生組織曾說，從現在到二十一世紀中葉，沒有哪一種災難會像心理危機那樣，帶給年輕世代如此的痛苦。

35 任何一種情緒波動，都會使內臟、肌肉、血管、內分泌的大量參數發生震盪，免疫系統迅速被調節。

36 能量從哪裡來？從好的意識來，從正向情緒來。正向情緒可以增加正能量，使人精神煥發，渾身帶勁。負向情緒則會削弱正能量，使人渾身乏力，甚至一蹶不振。

37 治療身體的疾病，一定要關注病人的心理情緒狀態；治療精神疾病，可從平復情緒，調節形體健康入手，這是我一貫的基本觀念。

38 負向情緒會明顯影響神經系統的興奮性，使神經傳導物質和肽類物質的分泌過少，消化工作趨於停擺，導致消化系統大大小小疾病的發生，並進而影響全身健康狀況的改變。

39 任何一種情緒，都會導致細胞、內臟、血管、內分泌、免疫機能等人體的生理活動發生變化。特別是在女性特殊的生理時期，生氣、憤怒、驚嚇等激動情緒，都可能會導致不良後果。所以我們把生氣等負向情緒，說成是女性特殊生理時期的無形殺手，一點都不誇張。

40 有句話叫「外科不治癬，內科不治喘」，意思是說皮膚病和哮喘病都是難治之病，之所以困難，就是醫生對病人自身的心理因素往往束手無策，這就更需要病人本身進行心理、精神、情緒上的調節。

41 儘管皮膚病多種多樣、千奇百怪，原因涉及遺傳、環境、飲食、藥物、其他疾病等多方面因素，但保持心情的輕鬆愉快、情緒的平穩淡定，是促進所有皮膚病好轉和防止復發最有效的方法。

42 皮膚與神經系統本是一家子。人類胚胎發育早期，它們都源於一種叫外胚層的組織，所以皮膚的健康問題，是人體臟腑功能、氣血循環、代謝狀態和精神情緒變化的外在反映。

43 我在臨床見到的甲亢病人，其發病誘因，幾乎都和焦慮、緊張、鬱悶、生氣等負向情緒，或者和工作生活壓力太大有關；毫無疑問，甲亢屬於身心症的範疇。治療孕婦甲亢很棘手，稍有不慎，胎兒就會受連累。

44 人生來就有兩個腦，一個是顱腦，一個是腸腦。就人來說，早期胚胎發育產生的神經脊，一部分進入頭顱，形成顱腦；另一部分變成腸神經系統，分布在消化道，形成腸腦、腹腦，兩者透過迷走神經相連接。打一個比方，顱腦和腸腦就像是一根藤上兩個瓜，會相互影響，榮則俱榮，枯則俱枯。

45 一個孩子的心理發育、社交能力的成長，既需社會、學校的關注，也要家庭的薰陶。如果孩子生長在一個充滿焦慮情緒的家庭，面對的是異常緊張，甚至有強迫觀念、潔癖習慣的父母，則長期處於慢性的應激狀態下，毫無疑問會影響智能發育。

46 憂鬱症的病機應當是肝膽氣鬱、少陽不足、三焦不暢、樞機不利、痰濁內阻、心神不寧，這就是中醫辨證的結論。我認為憂鬱症的根源在於身體，應當採取治療身體的方式來改善情緒。

47 兩性交合，是動物傳宗接代、物種繁衍的本能，這是生命的規律。對人來說，成年以後，生理心理和繁衍的需要，是舒肝氣、調氣機、暢情懷、安心神的需要。

48 對於疾病，尤其是人們認為的不治之症或者是難治之症，恐懼通常是加速死亡的催命符，也是一種負向的自我心理暗示。病人對於癌症的診斷和治療，所引發的慢性、持續性的焦慮，其健康損害要遠遠快於並大於癌症本身。

49 一旦意識到自己控制情緒的能力下降，就應當思考這是與身體健康狀況有關的問題，而不單純是心理問題，此時就需要找醫生進行適當的調理和治療。

50 民間有一句話說，「病都是自己造成的。」你在心理上，先給自己一個得病不能下床的暗示，就真的不能下床了。

51 最容易受情緒影響的地方就是頸部肌肉，因為與情緒有關的肌肉群，往往就是我們使用最多、活動最頻繁之處；而頸肩部肌肉首當其衝，它們比任何一處骨骼肌的活動都要頻繁。也就是說，在緊張情緒導致的肌肉疼痛病例中，頸後肌群的疼痛最為常見。

52 中醫「脾」的本義，就是輔助腸胃把飲食物的精華物質和水液，向全身輸布的器官，也就是消化系統的消化吸收功能。人出生後，主要依靠消化系統，透過和外界交換物質的方式來獲取能量，因此中醫說，「脾胃是後天之本、氣血化生之源」。

53 思考問題是一般人普遍存在的心理活動，也是一個人的正常生理功能，不會對健康造成損害。但如果思慮過度，或者所思不遂，就會導致氣機鬱結，損傷脾的功能。

54 惡性腫瘤的發展和擴散，與心理因素關係十分密切。有不少人，因為知道自己的病情，恐懼焦慮不能釋懷，導致病情極速惡化。

55 男性的性功能障礙，如陽痿、早洩、遺精、性慾低下等，如果不是器質性病變引起的，無一例外，都和心理情緒因素有關。

56 人們常說「春捂秋凍，百病不生」，這實際是提醒在春季和早晨，保溫是利於保護和促進陽氣展發的，連衣服都要求適當多穿，要春捂早捂。你卻在這個時段，喝涼水，用冷水沖澡，這和春季裡小苗剛剛萌芽，突然來了一場霜凍有什麼區別？

57 一年有四季，一天有四時。一年之計在於春。春季是展發疏泄運動趨向的少陽之氣，支配著植物乃至一切生物的生命活動。

58 春季養陽氣的展發，夏季養陽氣的上升，這就叫「春夏養陽」，因為這都是陽氣的陽性運動。秋季養陽氣的內收，冬季養陽氣的潛降，這就叫「秋冬養陰」，因為這都是陽氣的陰性運動。

59 四時陰陽，陰陽四時，就是四季陰陽的消長變化，或者說是陰陽的四季消長變化，乃萬物產生和滅亡的本源。高明的人，應當春季養陽，秋冬養陰，順應化育生命的根本規律，這樣就能夠和地球上的萬物一樣生長沉浮。

60 陰陽，是萬事萬物形成和存在的根源與基本條件。中醫所講的陰陽，原本不是哲學，更不是迷信，其討論的是大自然化育生命的根本，沒有陰陽的不亢不烈、不冰不寒、協調穩定變化，就沒有生命的化生。

61 日常生活要達到「三種狀態」、「四種快樂」。「三種狀態」就是放鬆狀態、專注狀態、愉悅狀態。只要有這「三種狀態」，即使工作了一整天，也不會感到疲勞，因為它近似於練功的身心狀態。「四個快樂」是健康的得力助手，即助人為樂、知足常樂、自得其樂、沒樂找樂。

62 當你在某一個問題或者某一件事情上，遇到困難或挫折，千萬不要陷在這個坑裡爬不出來，趕快換個方向爬出來，把自己的精力轉移到其他事物繼續前進。只有傻瓜才在一棵樹上吊死，只有笨蛋才鑽進牛角尖裡把自己憋死。

# 解身體的鬱

原書名：病由心生

作　　者　郝萬山
封面設計　比比司設計工作室
內頁排版　游萬國
主　　編　羅煥耿
總 編 輯　陳毓葳
社　　長　林仁祥
出 版 者　沐光文化股份有限公司
發　　行　沐光文化股份有限公司
台北市大安區安和路 2 段 92 號地下 1 樓
E-mail：sunlightculture@gmail.com
印　　製　呈靖彩藝有限公司　電話：(03)322-7195
總 經 銷　大和書報股份有限公司
電話：(02)8990-2588　傳真：(02)2299-7900
地址：新北市五股工業區五工五路 2 號
E-mail：aquarius@udngroup.com
定　　價　365 元
初版一刷　2022 年 2 月


國家圖書館出版品預行編目 (CIP) 資料

解身體的鬱 / 郝萬山著 .
-- 初版 . -- 臺北市 : 沐光文化股份有限公司 ,
2022.02
面；　公分
ISBN 978-626-95577-1-4( 平裝 )

1.CST: 中醫 2.CST: 養生 3.CST: 情緒管理
413.21　　111000436